好聰明漫畫醫學

原來身體這樣運作！

編劇／謝宜珊、許雅筑 等
漫畫／曾建華
知識專欄／張容瑱

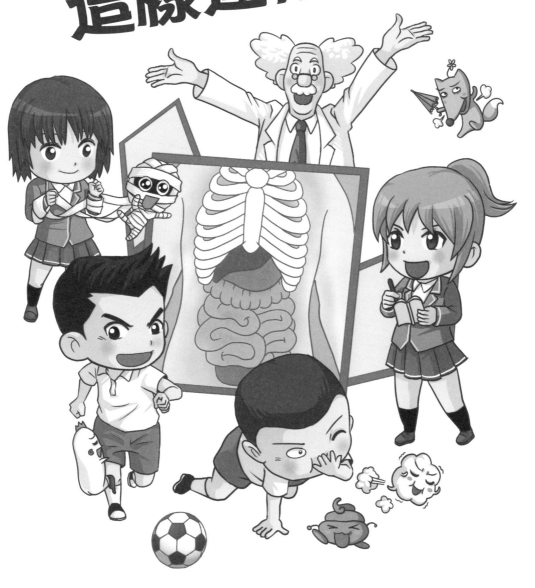

遠流

深具創意的一本好書！讓孩子們更有熱情學習的動力，在漫畫中了解醫學知識。

—— **白永嘉** 新竹馬偕醫院急診外科主任、美國心臟學會主任導師

在青少年的成長理解中，對於自己身心的探索是最初也是最重要的過程——科學少年這一套《好聰明漫畫醫學》正好滿足了孩子們這樣的基礎需求！全書以孩子們日常最切身的瘀青、暈車、換牙、青春痘……作為閱讀與理解的切入點，幽默情境與科學理論並陳，絕對是市面上少見的青少年醫學類書籍！想要透過閱讀建立科學素養嗎？想要藉由閱讀燃起對醫學的熱情嗎？這一套醫學漫畫絕對是您的最佳選擇！！

—— **林季儒** 基隆市銘傳國中閱讀推動教師

有趣的《好聰明漫畫醫學》用淺顯易懂的漫畫形式，解釋很多生活中會遇到的醫學常識，例如：為什麼會瘀青、鐵腿，還有換牙的意義，甚至教小朋友不可以憋尿的原因……等等，都是很值得父母和小孩一起了解的健康知識。本書用小朋友喜歡的圖像表達，推薦給各位父母。

—— **徐嘉賢** 「黑眼圈奶爸 Dr. 徐嘉賢醫師」粉專創辦人

學習本該是快樂的，看漫畫長知識，一舉兩得！！

—— **陳映庄**　禾馨醫療兒科醫師

內容正確度很高，且編排上兼顧了趣味。用漫畫加小故事的方式，把健康的知識介紹給孩子，想必孩子會愛不釋手！

—— **楊為傑**　「白袍旅人 兒科楊為傑醫師」粉專創辦人

醫學常識一定要從小培養起啊！

—— **蘇怡寧**　禾馨醫療暨慧智基因執行長

（依姓氏筆畫排序）

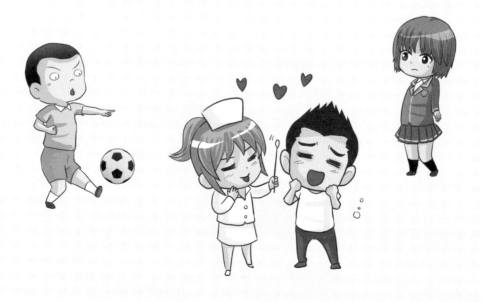

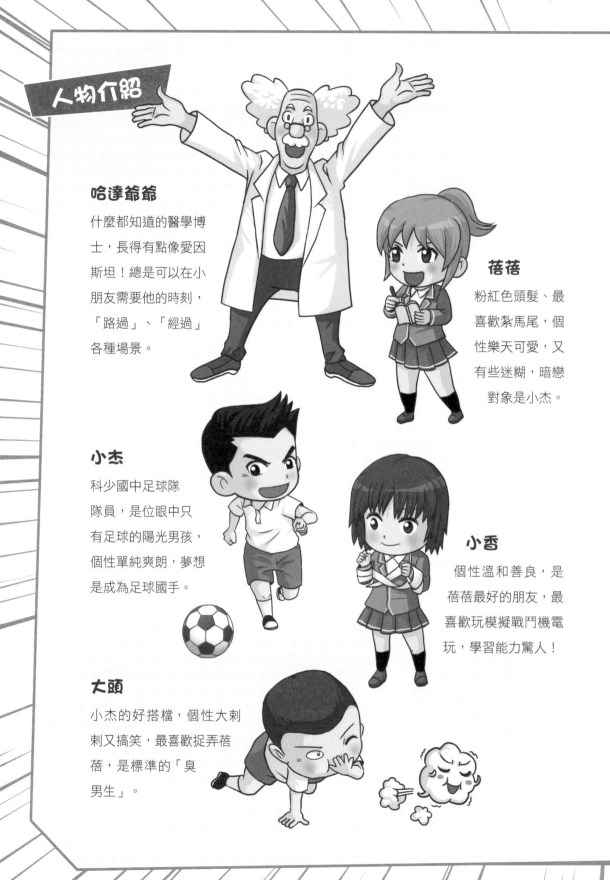

哈達爺爺

什麼都知道的醫學博士，長得有點像愛因斯坦！總是可以在小朋友需要他的時刻，「路過」、「經過」各種場景。

蓓蓓

粉紅色頭髮、最喜歡紮馬尾，個性樂天可愛，又有些迷糊，暗戀對象是小杰。

小杰

科少國中足球隊隊員，是位眼中只有足球的陽光男孩，個性單純爽朗，夢想是成為足球國手。

小香

個性溫和善良，是蓓蓓最好的朋友，最喜歡玩模擬戰鬥機電玩，學習能力驚人！

大頭

小杰的好搭檔，個性大剌剌又搞笑，最喜歡捉弄蓓蓓，是標準的「臭男生」。

目錄

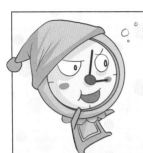
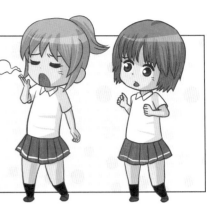

轉動吧！生理時鐘

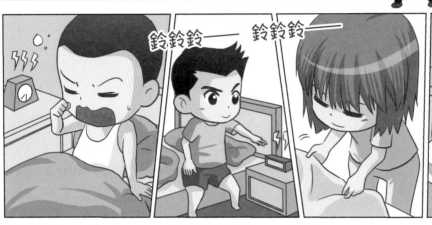

鈴鈴鈴—— 鈴鈴鈴——

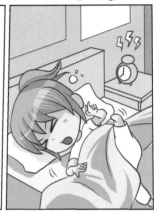

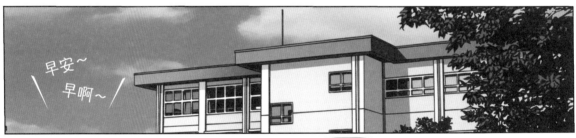

早安～
早啊～

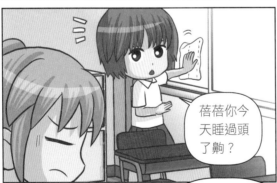

蓓蓓你今天睡過頭了齁？

是啊，暑假都睡得比較晚，今天返校日突然要早起，不小心就賴床了……

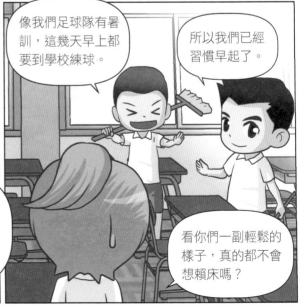

像我們足球隊有暑訓，這幾天早上都要到學校練球。

所以我們已經習慣早起了。

看你們一副輕鬆的樣子，真的都不會想賴床嗎？

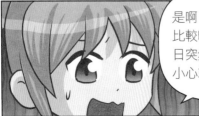

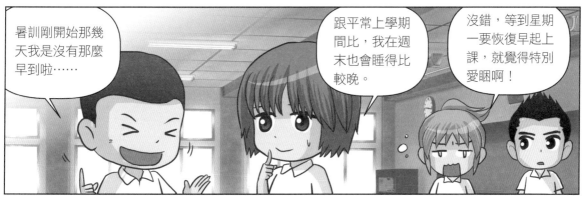

暑訓剛開始那幾天我是沒有那麼早到啦⋯⋯

跟平常上學期間比，我在週末也會睡得比較晚。

沒錯，等到星期一要恢復早起上課，就覺得特別愛睏啊！

大家暑假作業做得如何呢？分享給老師聽吧！

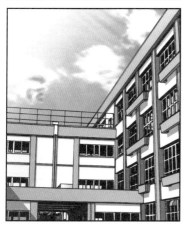

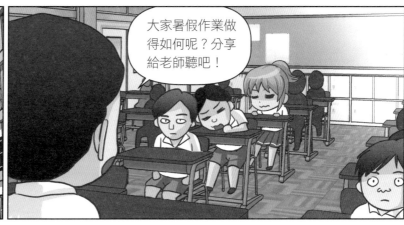

同學們！是不是昨天熬夜了啊？好多人精神不濟吧～

眼皮快張開呀⋯⋯

我才剛從美國開完研習會議回來，現在精神還是很好喔！

為什麼？老師搭飛機不用調時差嗎？

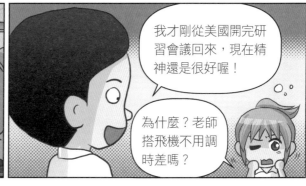

嘿嘿，在地球上向西飛行的時差比較好調整啊！

到了當地，太陽較晚下山，身體比較能適應「延長」的一天。

所以向東飛的話，就會覺得一天縮短了？

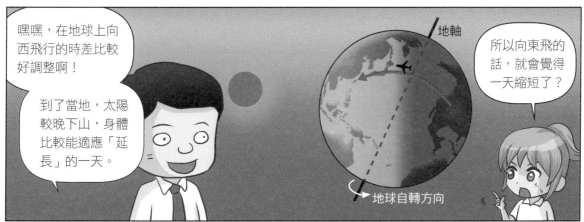

地軸

地球自轉方向

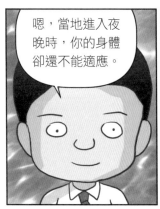

嗯,當地進入夜晚時,你的身體卻還不能適應。

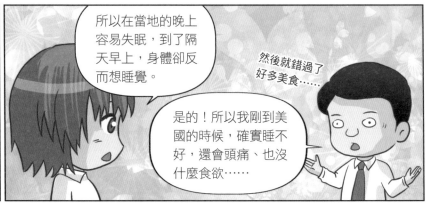

所以在當地的晚上容易失眠,到了隔天早上,身體卻反而想睡覺。

然後就錯過了好多美食……

是的!所以我剛到美國的時候,確實睡不好,還會頭痛、也沒什麼食欲……

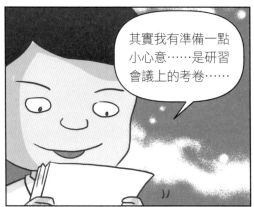

其實我有準備一點小心意……是研習會議上的考卷……

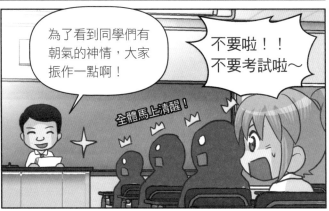

為了看到同學們有朝氣的神情,大家振作一點啊!

全體馬上清醒!

不要啦!!不要考試啦~

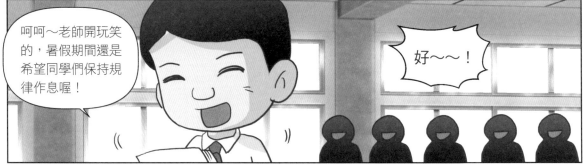

呵呵~老師開玩笑的,暑假期間還是希望同學們保持規律作息喔!

好~~!

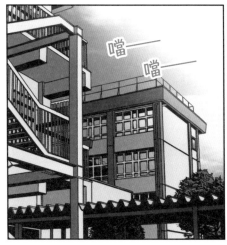

噹──
噹──

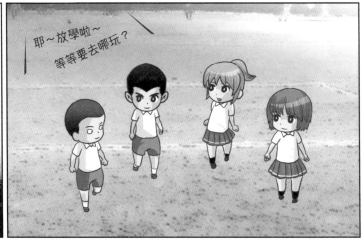

耶~放學啦~
等等要去哪玩?

真希望開學後每天可以睡飽了再來上課。

也不要有早自習跟朝會！

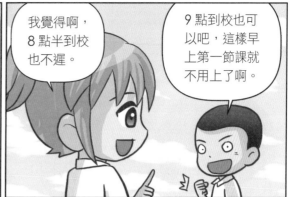
我覺得啊，8點半到校也不遲。

9點到校也可以吧，這樣早上第一節課就不用上了啊。

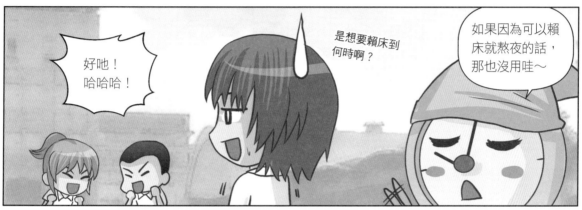
好吧！哈哈哈！

是想要賴床到何時啊？

如果因為可以賴床就熬夜的話，那也沒用哇～

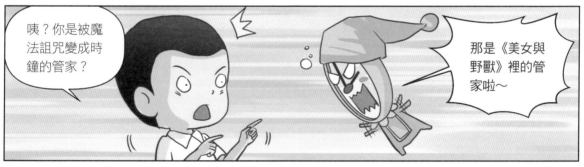
咦？你是被魔法詛咒變成時鐘的管家？

那是《美女與野獸》裡的管家啦～

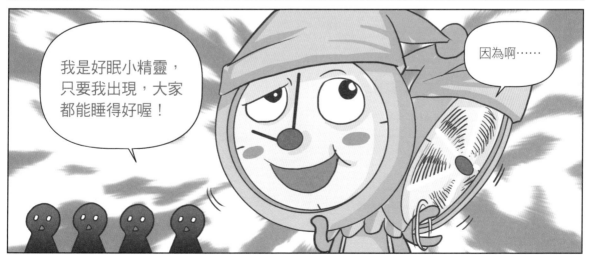
我是好眠小精靈，只要我出現，大家都能睡得好喔！

因為啊……

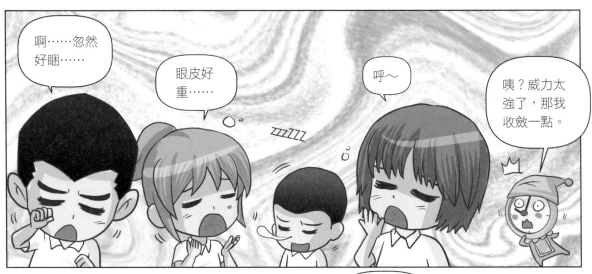

啊……忽然好睏……

眼皮好重……

呼～

咦？威力太強了，那我收斂一點。

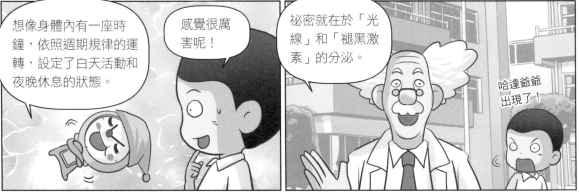

各位醒醒！聽我說啊～

驚醒！

大家的作息都被體內的生理時鐘調控著。

生理時鐘？

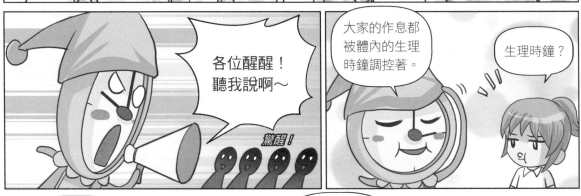

想像身體內有一座時鐘，依照週期規律的運轉，設定了白天活動和夜晚休息的狀態。

感覺很厲害呢！

祕密就在於「光線」和「褪黑激素」的分泌。

哈達爺爺出現了！

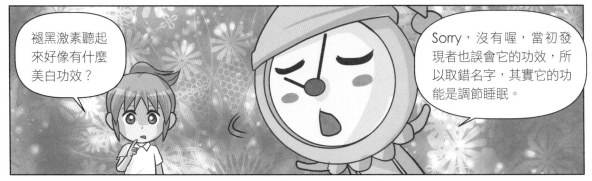

褪黑激素聽起來好像有什麼美白功效？

Sorry，沒有喔，當初發現者也誤會它的功效，所以取錯名字，其實它的功能是調節睡眠。

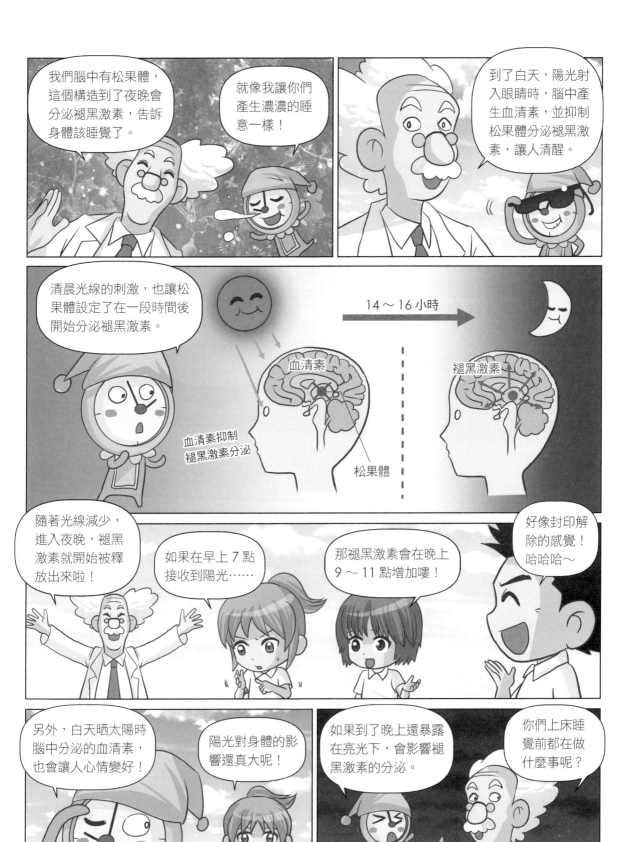

11

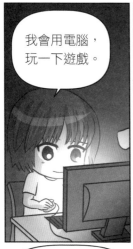

我會用電腦，玩一下遊戲。

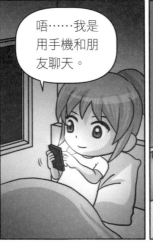

唔……我是用手機和朋友聊天。

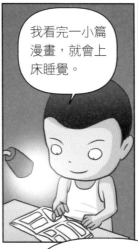

我看完一小篇漫畫，就會上床睡覺。

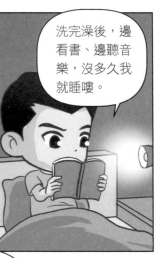

洗完澡後，邊看書、邊聽音樂，沒多久我就睡嚕。

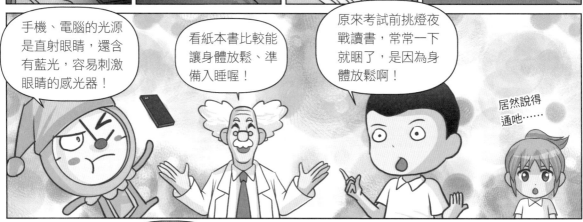

手機、電腦的光源是直射眼睛，還含有藍光，容易刺激眼睛的感光器！

看紙本書比較能讓身體放鬆、準備入睡喔！

原來考試前挑燈夜戰讀書，常常一下就睏了，是因為身體放鬆啊！

居然說得通吔……

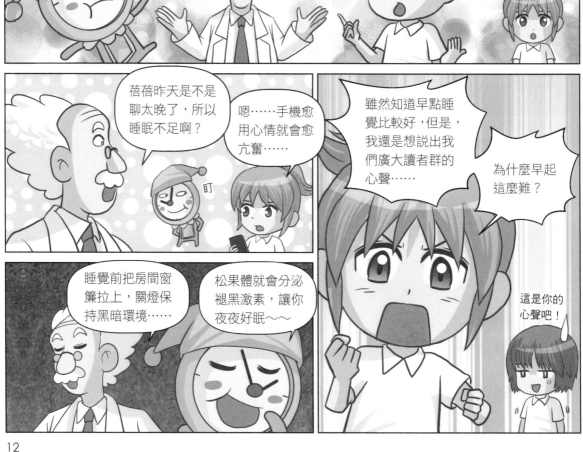

蓓蓓昨天是不是聊太晚了，所以睡眠不足啊？

嗯……手機愈用心情就會愈亢奮……

叮

雖然知道早點睡覺比較好，但是，我還是想説出我們廣大讀者群的心聲……

為什麼早起這麼難？

睡覺前把房間窗簾拉上，關燈保持黑暗環境……

松果體就會分泌褪黑激素，讓你夜夜好眠～～

這是你的心聲吧！

這和每人的生理時鐘週期不同也有關喔！

有的人比較長、有的人比較短，根據調查，週期平均在24～25小時之間。

竟然超過一天的長度吔。

所以一旦熬夜、讓睡眠時間延後了，隔天常常更難準時起床。

原來是這樣……

週期較長的人，一不注意就會變得愈來愈晚睡喔～

之後就要花很多力氣調整，才能配合環境的日夜週期呢！

週期短的人，就算偶爾晚睡，也能很快調回到早起的作息。

哇！這種人真好！

我記得以前讀國小一、二年級時，晚上很早就想睡了。

結果長愈大愈晚睡。

這其實也是自然的過程，人的生理時鐘週期會往後延遲。

咦～是真的嗎？

青春期的孩子因為荷爾蒙變化，褪黑激素的分泌時間點會比較晚，所以傾向晚睡晚起。

這是「貓頭鷹型」的人。

早睡早起的人則是「雲雀型」。

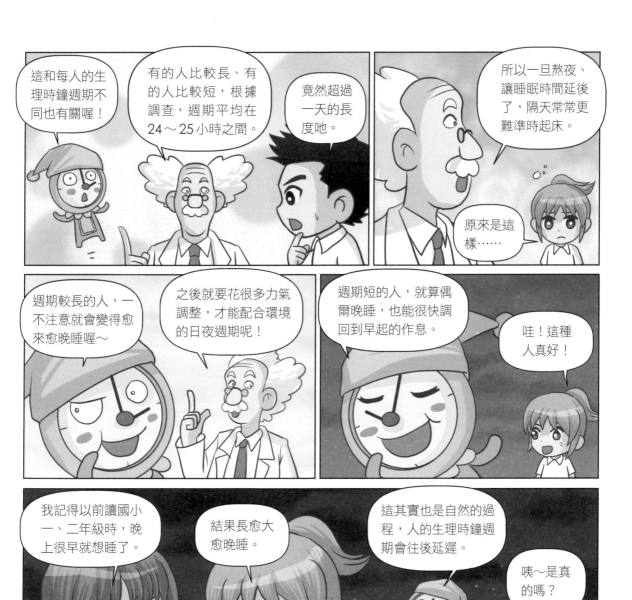

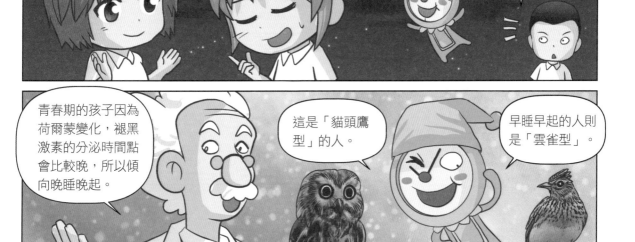

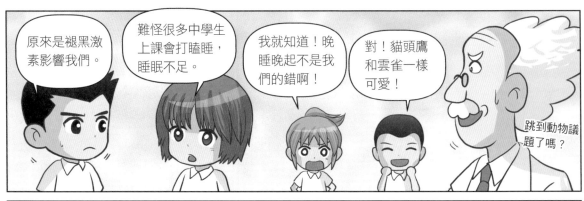

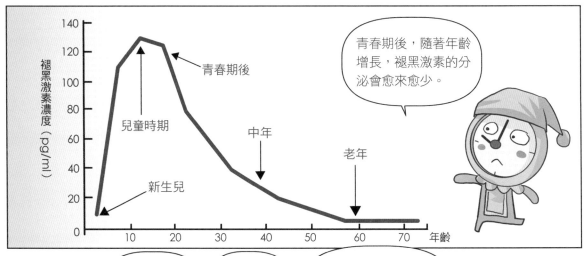

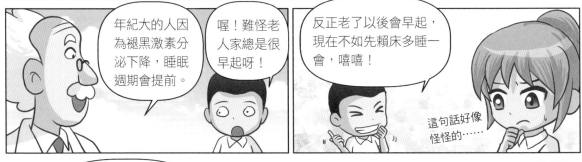

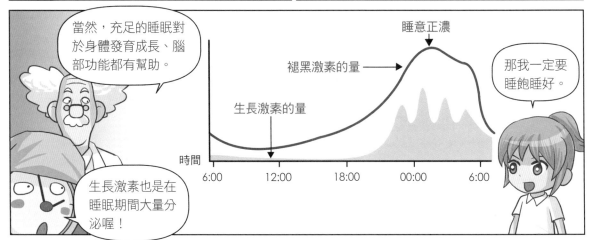

14

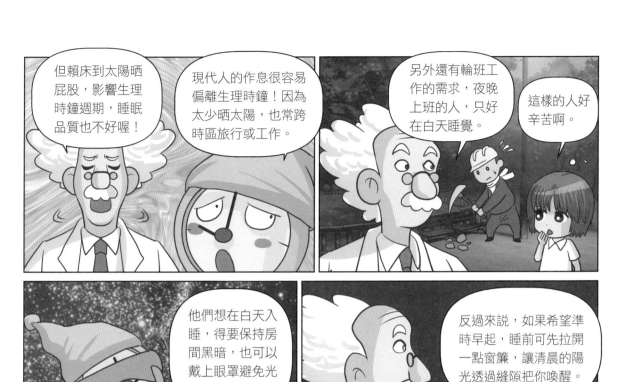

但賴床到太陽晒屁股，影響生理時鐘週期，睡眠品質也不好喔！

現代人的作息很容易偏離生理時鐘！因為太少晒太陽，也常跨時區旅行或工作。

另外還有輪班工作的需求，夜晚上班的人，只好在白天睡覺。

這樣的人好辛苦啊。

他們想在白天入睡，得要保持房間黑暗，也可以戴上眼罩避免光線刺激。

反過來說，如果希望準時早起，睡前可先拉開一點窗簾，讓清晨的陽光透過縫隙把你喚醒。

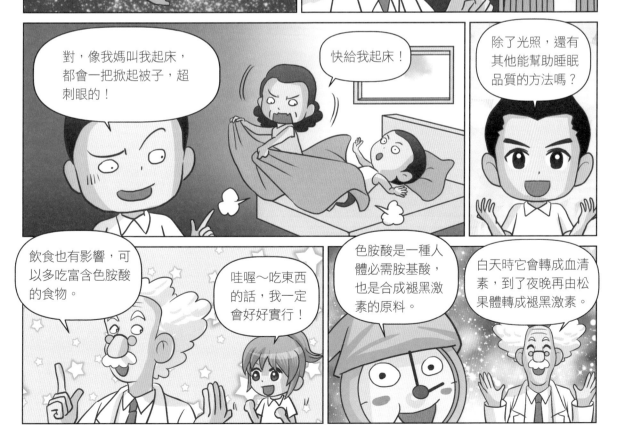

對，像我媽叫我起床，都會一把掀起被子，超刺眼的！

快給我起床！

除了光照，還有其他能幫助睡眠品質的方法嗎？

飲食也有影響，可以多吃富含色胺酸的食物。

哇喔～吃東西的話，我一定會好好實行！

色胺酸是一種人體必需胺基酸，也是合成褪黑激素的原料。

白天時它會轉成血清素，到了夜晚再由松果體轉成褪黑激素。

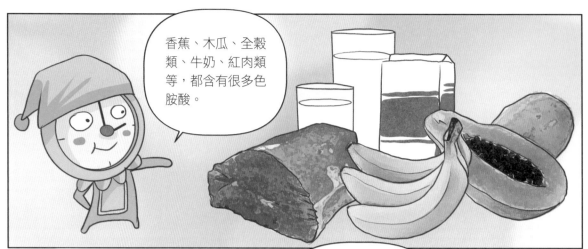

香蕉、木瓜、全穀類、牛奶、紅肉類等，都含有很多色胺酸。

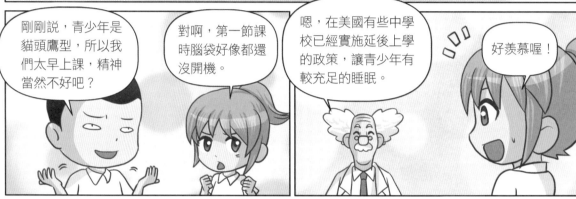

剛剛說，青少年是貓頭鷹型，所以我們太早上課，精神當然不好吧？

對啊，第一節課時腦袋好像都還沒開機。

嗯，在美國有些中學校已經實施延後上學的政策，讓青少年有較充足的睡眠。

好羨慕喔！

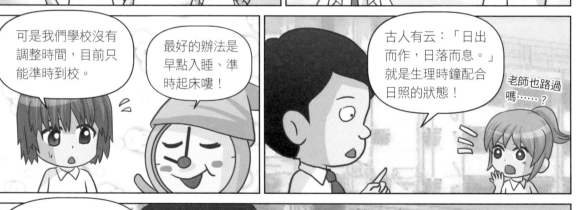

可是我們學校沒有調整時間，目前只能準時到校。

最好的辦法是早點入睡、準時起床嘍！

古人有云：「日出而作，日落而息。」就是生理時鐘配合日照的狀態！

老師也路過嗎……？

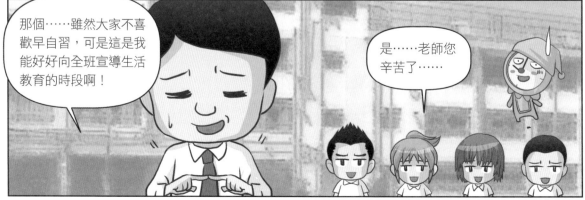

那個……雖然大家不喜歡早自習，可是這是我能好好向全班宣導生活教育的時段啊！

是……老師您辛苦了……

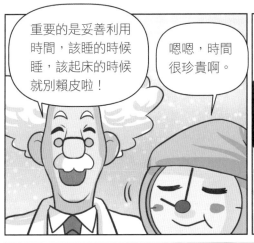

重要的是妥善利用時間，該睡的時候睡，該起床的時候就別賴皮啦！

嗯嗯，時間很珍貴啊。

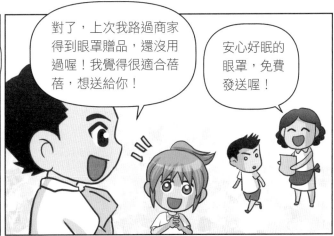

對了，上次我路過商家得到眼罩贈品，還沒用過喔！我覺得很適合蓓蓓，想送給你！

安心好眠的眼罩，免費發送喔！

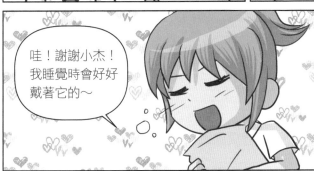

哇！謝謝小杰！我睡覺時會好好戴著它的～

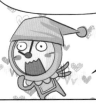

喔～現在沒有褪黑激素，不過偵測到過量的多巴胺濃度！

那可是戀愛時分泌的腦中激素！

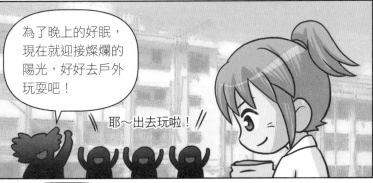

為了晚上的好眠，現在就迎接燦爛的陽光，好好去戶外玩耍吧！

耶～出去玩啦！

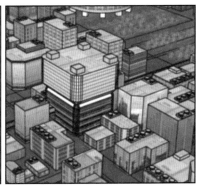

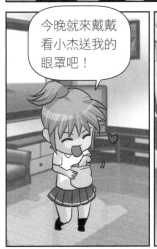

今晚就來戴戴看小杰送我的眼罩吧！

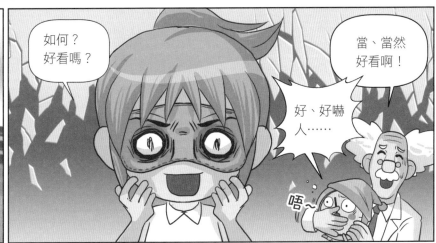

如何？好看嗎？

當、當然好看啊！

好、好嚇人……

唔～

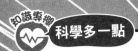

該睡覺囉！

　　人類生活在地球上，生理時鐘配合 24 小時的晝夜週期，設定成「日出而作，日落而息」，所以習慣白天活動、夜晚睡覺——我們的生理時鐘以光線為訊號，早上照射到光線時，會抑制體內褪黑激素的分泌，讓我們清醒警覺；夜幕降臨時，增加褪黑激素的濃度，讓我們昏昏欲睡。

　　手機、電視、電腦等螢幕發出的光線會干擾褪黑激素的分泌，讓我們難以入睡，進而影響整晚的睡眠。別以為睡眠不足，只是隔天上課打瞌睡而已，事實上，睡眠對生長發育和身體健康非常重要，也會影響學習成效，因此一定要養成良好的睡眠習慣。

　　那麼，一天要睡多久才夠呢？每個人需要的睡眠時間不一樣，隨著年齡增長，需要的睡眠時間也會改變。一般建議，國小學童一天大約睡 9 至 11 小時；14 至 17 歲的青少年大約睡 8 至 10 小時；一般成年人大約睡 7 至 9 小時；65 歲以上的人則需要睡 7 至 8 小時。

每日睡眠時數建議表

睡眠時數

年齡	1	2	3	4	5	6	7	8	9	10	11	12	13	14	15	16	17	18	19	20
65 歲以上	1	2	3	4	5	6	7	8	9	10	11	12	13	14	15	16	17	18	19	20
26～64 歲	1	2	3	4	5	6	7	8	9	10	11	12	13	14	15	16	17	18	19	20
14～17 歲	1	2	3	4	5	6	7	8	9	10	11	12	13	14	15	16	17	18	19	20
6～13 歲	1	2	3	4	5	6	7	8	9	10	11	12	13	14	15	16	17	18	19	20
1～2 歲	1	2	3	4	5	6	7	8	9	10	11	12	13	14	15	16	17	18	19	20
新生兒	1	2	3	4	5	6	7	8	9	10	11	12	13	14	15	16	17	18	19	20

■ 建議睡眠時數　　　尚可接受的睡眠時數　　■ 不建議

資料來源：National Sleep Foundation

睡眠習慣大不同

　　動物也需要睡覺，不過，牠們睡覺的時間和睡眠模式，甚至睡覺的身體姿勢都跟人類不一樣，不同動物之間的睡眠也差異很大。一般來說，草食性動物需要花很多時間進食和反芻，還得隨時提防掠食者，睡眠時間通常比較短。以陸地上最大的動物大象來說，生活在野外的大象會站著睡，也會躺下來睡，平均一天只睡 2 小時，甚至還有連續 46 小時不睡覺的紀錄。而被圈養的大象，不需要花時間四處覓食，也不必時時刻刻擔心被攻擊，所以睡得比較久，一天大約睡 3 至 7 小時。

　　生活在澳洲的無尾熊是草食性的有袋類動物，一天可睡 20 小時，活動的時間非常短。之所以花這麼長的時間睡覺，主要是為了減少能量耗損，因為無尾熊吃尤加利樹的葉子維生，但尤加利葉除了水分和纖維之外，幾乎沒有什麼養分，無尾熊從中能得到的能量很少，只好減少活動量，多多睡覺了。

我醒了，我又睡了

　　海豚的睡眠跟人類以及陸上的哺乳動物很不一樣，牠們會「半睡半醒」，左右兩個大腦半球輪流睡覺：一側的大腦半球進入睡眠狀態、另一側大腦半球保持清醒，然後交替。如此一來，海豚可以邊睡邊游，睡覺的同時浮到海面換氣呼吸，並注意四周的動靜，也有助於在冰冷的海水中維持體溫。這種只用一側大腦睡覺的模式稱為「半腦慢波睡眠」，除了海豚、白鯨、海狗、海獅等海洋哺乳動物之外，有些鳥類也會採取半腦慢波睡眠，像是軍艦鳥能一邊飛行一邊睡覺，而綠頭鴨成群一起休息時，外圍的綠頭鴨就會進入半腦慢波睡眠，以便保持警戒。可惜人類沒辦法一邊上課一邊睡覺，不然就可以兼顧健康和課業嘍！

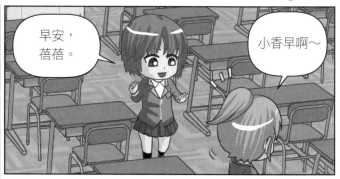

青春別「痘」了！

早安，
蓓蓓。

小香早啊～

你昨天有沒有看
YS 樂團上節目
的表演，真的是
帥呆了！

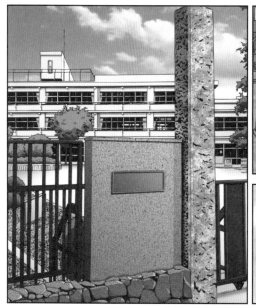

有啊！新專輯
的主打歌真是
太好聽了～

陽光型的主唱完
全是我的菜啊！

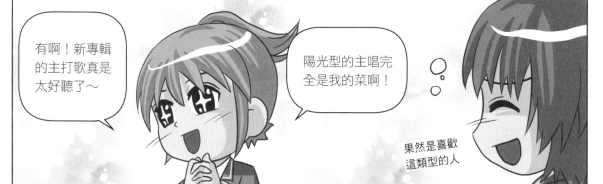

果然是喜歡
這類型的人

蓓蓓，你有點
怪怪的。落枕
了嗎？還是脖
子扭到？

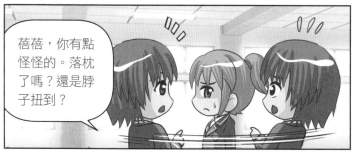

不是啦！其
實是……

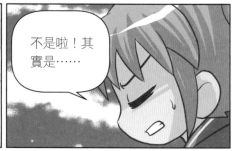

20

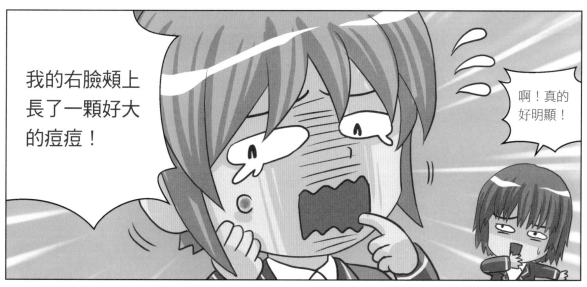

我的右臉頰上長了一顆好大的痘痘！

啊！真的好明顯！

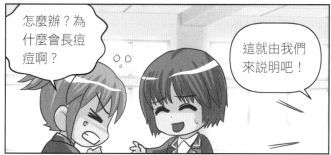

怎麼辦？為什麼會長痘痘啊？

這就由我們來說明吧！

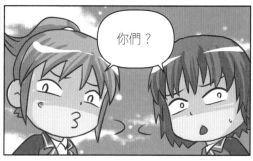

你們？

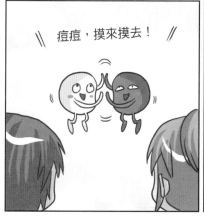

痘痘，摸來摸去！

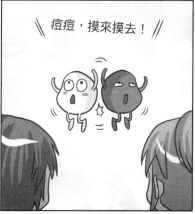

痘痘，摸來摸去！

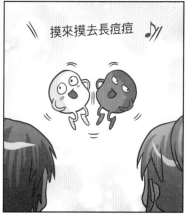

摸來摸去長痘痘♪

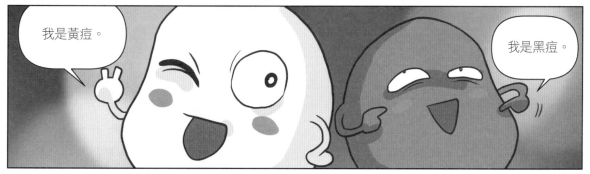

我是黃痘。

我是黑痘。

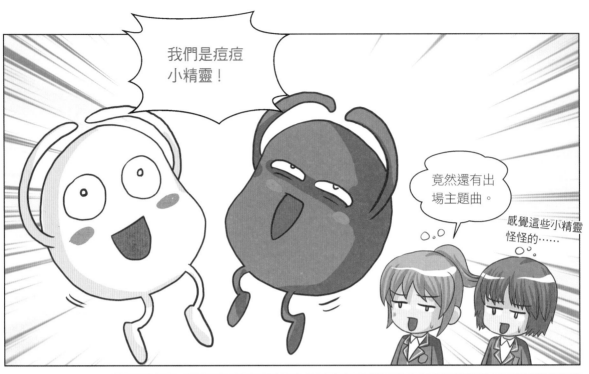

我們是痘痘小精靈！

竟然還有出場主題曲。

感覺這些小精靈怪怪的……

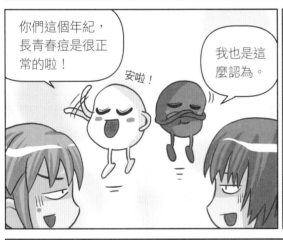

你們這個年紀，長青春痘是很正常的啦！

安啦！

我也是這麼認為。

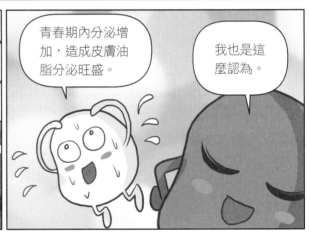

青春期內分泌增加，造成皮膚油脂分泌旺盛。

我也是這麼認為。

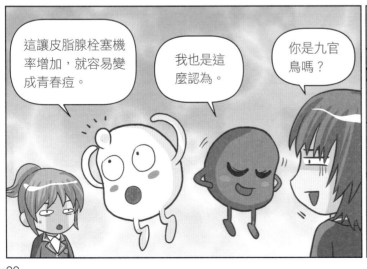

這讓皮脂腺栓塞機率增加，就容易變成青春痘。

我也是這麼認為。

你是九官鳥嗎？

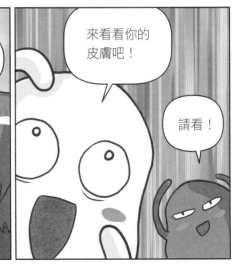

來看看你的皮膚吧！

請看！

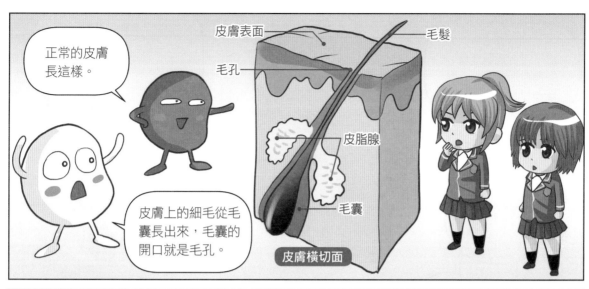

正常的皮膚長這樣。

皮膚上的細毛從毛囊長出來，毛囊的開口就是毛孔。

皮膚表面

毛髮

毛孔

皮脂腺

毛囊

皮膚橫切面

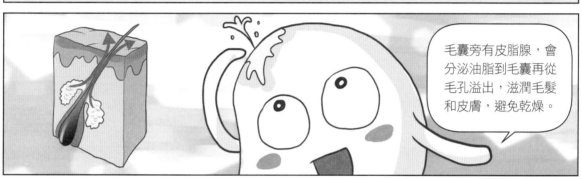

毛囊旁有皮脂腺，會分泌油脂到毛囊再從毛孔溢出，滋潤毛髮和皮膚，避免乾燥。

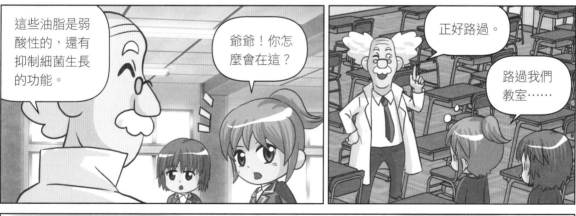

這些油脂是弱酸性的，還有抑制細菌生長的功能。

爺爺！你怎麼會在這？

正好路過。

路過我們教室……

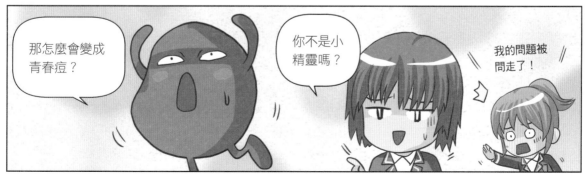

那怎麼會變成青春痘？

你不是小精靈嗎？

我的問題被問走了！

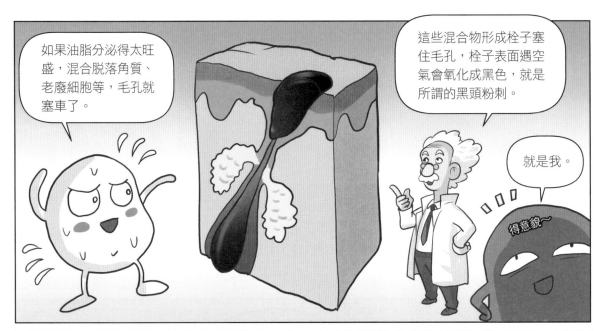

如果油脂分泌得太旺盛，混合脫落角質、老廢細胞等，毛孔就塞車了。

這些混合物形成栓子塞住毛孔，栓子表面遇空氣會氧化成黑色，就是所謂的黑頭粉刺。

就是我。

得意貌～

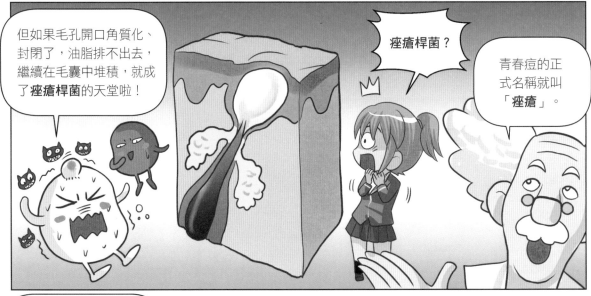

但如果毛孔開口角質化、封閉了，油脂排不出去，繼續在毛囊中堆積，就成了**痤瘡桿菌**的天堂啦！

痤瘡桿菌？

青春痘的正式名稱就叫**「痤瘡」**。

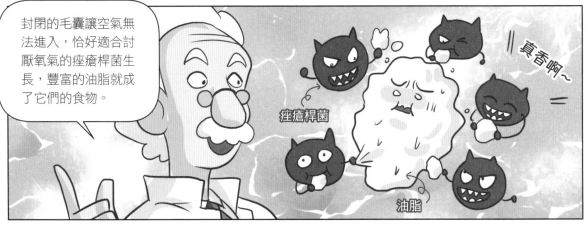

封閉的毛囊讓空氣無法進入，恰好適合討厭氧氣的痤瘡桿菌生長，豐富的油脂就成了它們的食物。

痤瘡桿菌

油脂

真香啊～

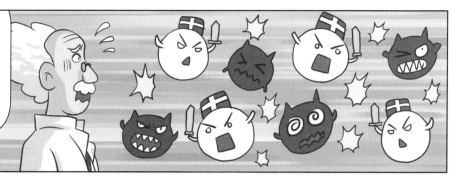

大量繁殖的痤瘡桿菌會引起發炎反應，吸引白血球前來消滅它們，於是形成青春痘常見的膿包啦！

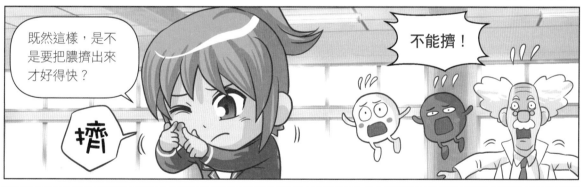

這就是黃痘在真實世界的模樣！

矮額～不蘇胡……

幹嘛說出來！

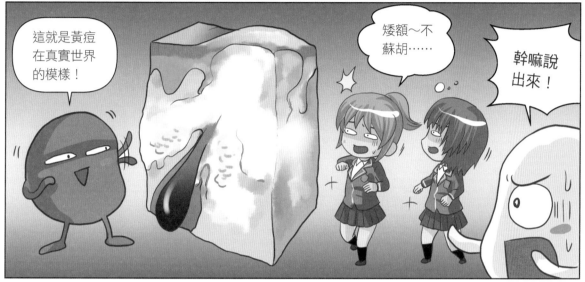

既然這樣，是不是要把膿擠出來才好得快？

擠

不能擠！

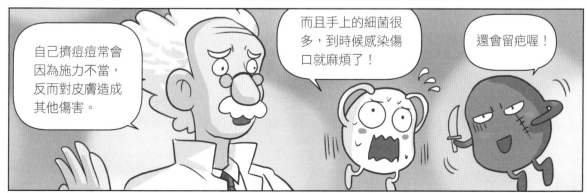

自己擠痘痘常會因為施力不當，反而對皮膚造成其他傷害。

而且手上的細菌很多，到時候感染傷口就麻煩了！

還會留疤喔！

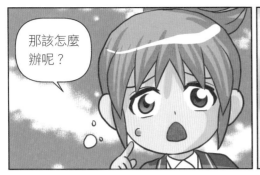

那該怎麼辦呢？

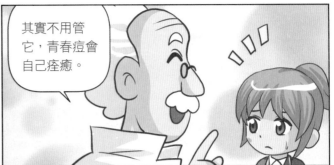

其實不用管它，青春痘會自己痊癒。

可是……這樣很醜吧！

手不要一直摸！

再摸會長更多痘痘唷！

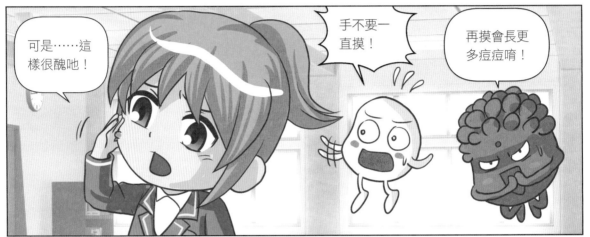

該不會整個青春期都這樣吧？滿臉痘痘的人該怎麼辦？

我的青春～

這時候要去看皮膚科醫生啦！

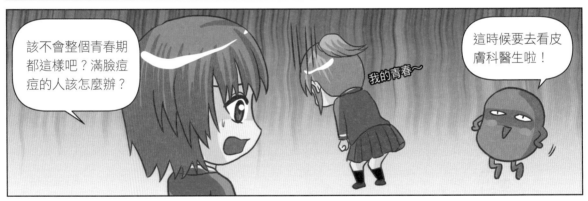

青春痘的藥物分為外用和口服。

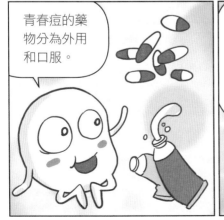

外用的藥通常含有 A 酸、水楊酸或果酸，用來幫助角質代謝，讓毛孔暢通。

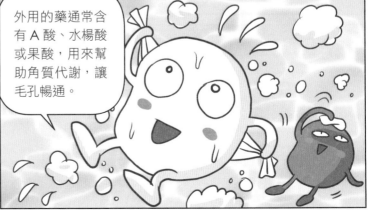

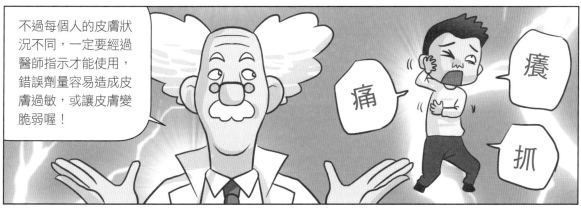

不過每個人的皮膚狀況不同，一定要經過醫師指示才能使用，錯誤劑量容易造成皮膚過敏，或讓皮膚變脆弱喔！

痛

癢

抓

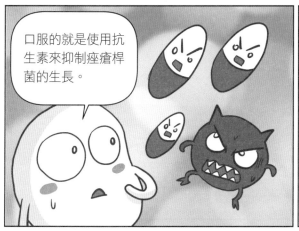

口服的就是使用抗生素來抑制痤瘡桿菌的生長。

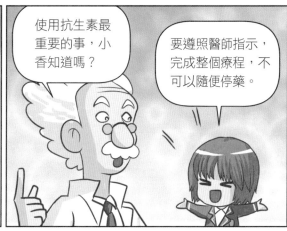

使用抗生素最重要的事，小香知道嗎？

要遵照醫師指示，完成整個療程，不可以隨便停藥。

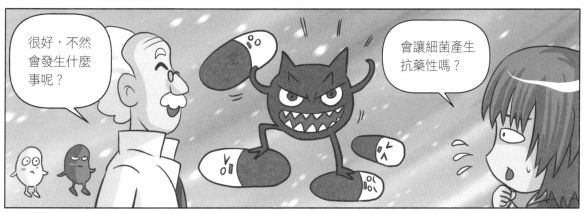

很好，不然會發生什麼事呢？

會讓細菌產生抗藥性嗎？

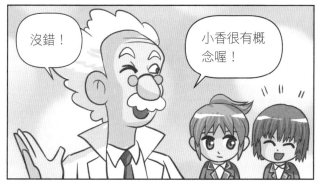

沒錯！

小香很有概念喔！

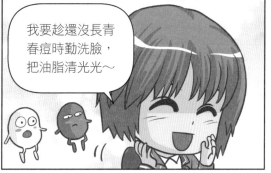

我要趁還沒長青春痘時勤洗臉，把油脂清光光～

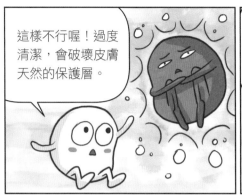
這樣不行喔！過度清潔，會破壞皮膚天然的保護層。

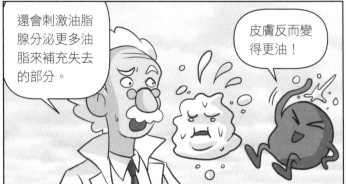
還會刺激油脂腺分泌更多油脂來補充失去的部分。

皮膚反而變得更油！

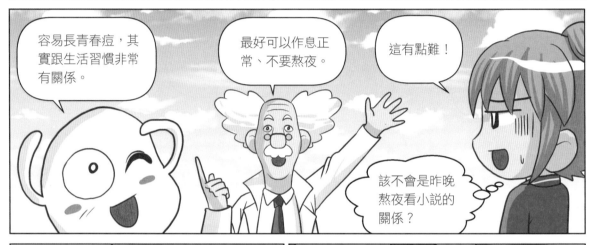
容易長青春痘，其實跟生活習慣非常有關係。

最好可以作息正常、不要熬夜。

這有點難！

該不會是昨晚熬夜看小説的關係？

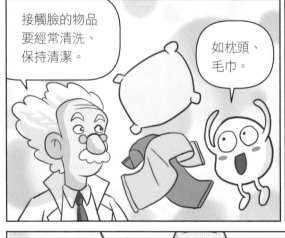
接觸臉的物品要經常清洗、保持清潔。

如枕頭、毛巾。

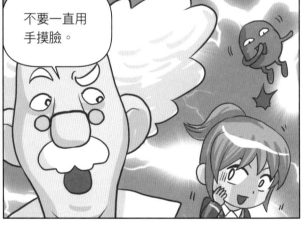
不要一直用手摸臉。

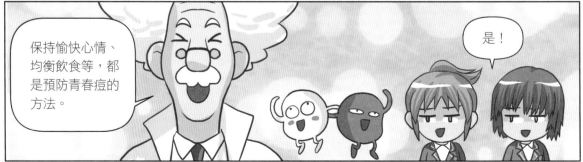
保持愉快心情、均衡飲食等，都是預防青春痘的方法。

是！

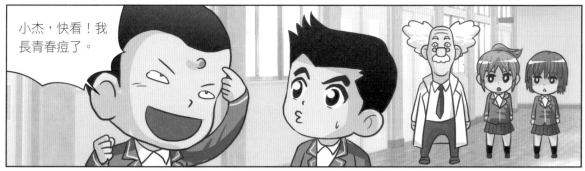

小杰，快看！我長青春痘了。

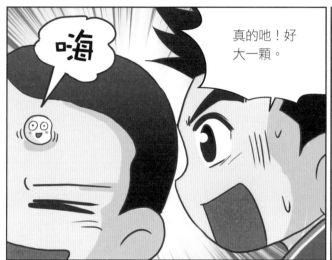

嗨

真的吔！好大一顆。

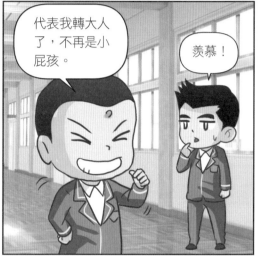

代表我轉大人了，不再是小屁孩。

羨慕！

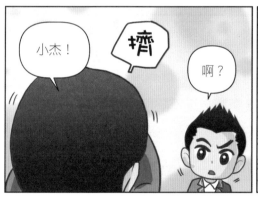

小杰！

擠

啊？

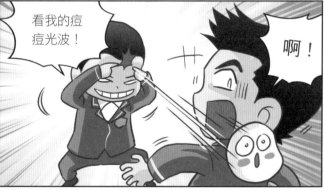

看我的痘痘光波！

啊！

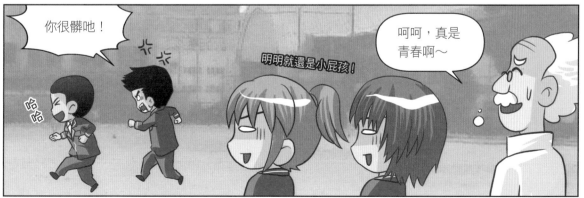

你很髒吔！

明明就還是小屁孩！

呵呵，真是青春啊～

哈哈

29

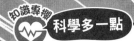

人體最大的器官——皮膚

　　皮膚上長了痘痘，真討厭！不過，可別因此怪罪皮膚。包裹我們全身的皮膚，不僅能防止水分散失或入侵、隔絕外界的病菌和有害物質、調節體溫，還能利用陽光合成身體所需的維生素 D，強健骨骼。此外，皮膚還會產生冷、熱、觸、痛等各種感覺，是我們不可或缺的外衣！

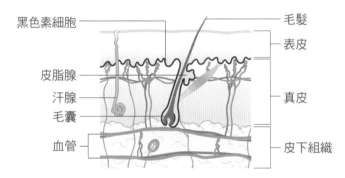

　　皮膚從外到內為表皮、真皮和皮下組織。表皮最外面由硬化的死細胞組成，稱為「角質層」。這些扁平狀的死細胞會不斷脫落，由下面增生的新細胞往上遞補。皮膚受到過多摩擦時，會增加角質層細胞來保護下面的組織，且增加的速度比脫落快，使角質層愈來愈厚而形成「繭」。所謂「胼手胝足」，就是說手掌和腳底的皮膚因勞動而磨出厚繭。

　　表皮還含有「黑色素」，可吸收陽光中的紫外線，避免細胞受到傷害，是天然的防晒乳。我們常說「晒黑了」，就是因為晒太陽會刺激黑色素增加，使得膚色變深。

　　真皮是皮膚最主要的部分，厚度最厚，富有彈性，含有血管、毛囊、皮脂腺、汗腺和神經末梢等。神經末梢可接收外界各種刺激，將刺激轉成訊號，透過神經傳到腦，讓我們產生冷熱、觸摸、壓力、疼痛等感覺。

　　皮膚的第三層——皮下組織，主要由脂肪構成，可隔熱保溫、儲存能量，並具有緩衝的作用。

一點也不膚淺

　　皮膚還有許多衍生的構造，包括頭髮、眉毛、睫毛等各種毛髮，以及手指甲和腳趾甲。毛髮是從毛囊長出來的。頭部的毛髮中，頭髮具有保暖的作用，眉毛可防止汗水或雨水流入眼睛，睫毛可為眼睛阻擋灰塵。指甲可保護手指，也方便我們拿取小物品或抓癢。

　　此外，手指末端指腹的皮膚有凹凹凸凸的紋路，也就是「指紋」，可增加手指與物品之間的摩擦力。每個人的指紋都不一樣，而且終生不變，因此可用來辨別身分。除了追查罪犯非常有用，也應用在智慧型手機、銀行交易等。皮膚是人體最大的器官，構造複雜，而且擔負了很多重要的功能，一點也不「膚淺」呢！

膚色大不同

因應地球上各個地方日照強度不同，生活在不同地區的人，皮膚裡的黑色素也有差異，形成了各種膚色。皮膚中的黑色素有兩種，一種是真黑色素，為棕色到黑色；一種是類黑色素，為黃色到紅棕色。居住在非洲等赤道附近的人，皮膚中的真黑色素比較多，膚色為深褐色或黑色；居住在北歐等高緯度地區的人，皮膚中的類黑色素比較多，膚色因而比較白。

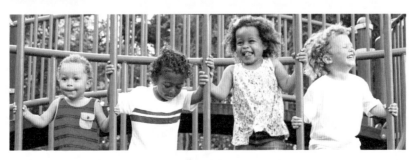

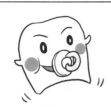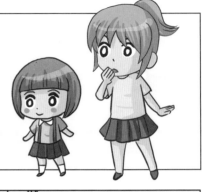
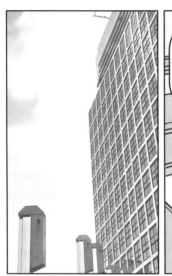

大家一起來吃蛋糕吧！慶祝蓓蓓和玲玲參加歌唱大賽得獎！

耶！有蛋糕吃了！

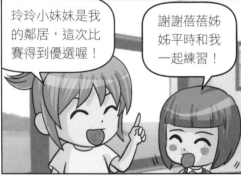

玲玲小妹妹是我的鄰居，這次比賽得到優選喔！

謝謝蓓蓓姊姊平時和我一起練習！

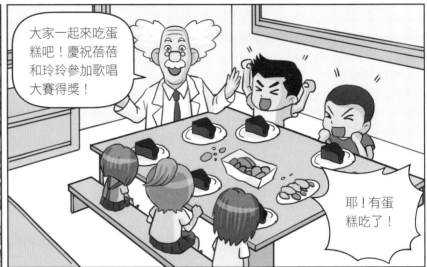

恭喜你們！

那蓓蓓得了什麼獎？

我是入選獎。

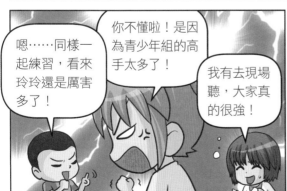

嗯……同樣一起練習，看來玲玲還是厲害多了！

你不懂啦！是因為青少年組的高手太多了！

我有去現場聽，大家真的很強！

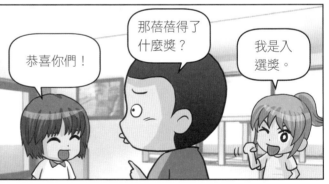

可惜決賽那天有事，不然我就去現場幫蓓蓓加油！

小杰沒關係啦～謝謝你的心意！

但如果你來現場支持，我說不定會上升幾個名次呢……呵呵呵……

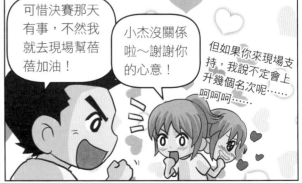

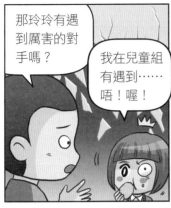

那玲玲有遇到厲害的對手嗎？

我在兒童組有遇到⋯⋯唔！喔！

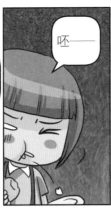

呸——

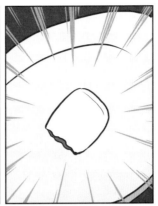

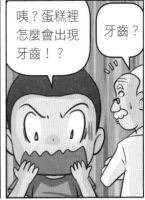

咦？蛋糕裡怎麼會出現牙齒！？

牙齒？

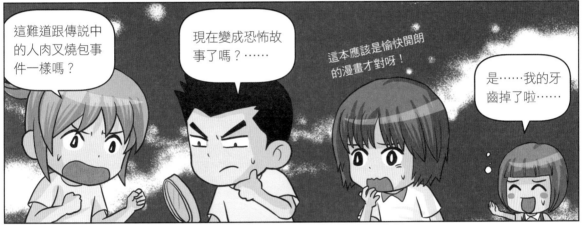

這難道跟傳說中的人肉叉燒包事件一樣嗎？

現在變成恐怖故事了嗎？⋯⋯

這本應該是愉快開朗的漫畫才對呀！

是⋯⋯我的牙齒掉了啦⋯⋯

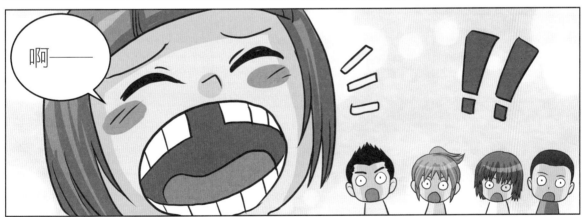

啊——

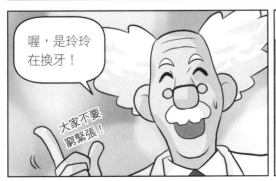

喔，是玲玲在換牙！

大家不要緊張！

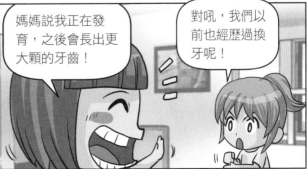

媽媽說我正在發育，之後會長出更大顆的牙齒！

對吼，我們以前也經歷過換牙呢！

33

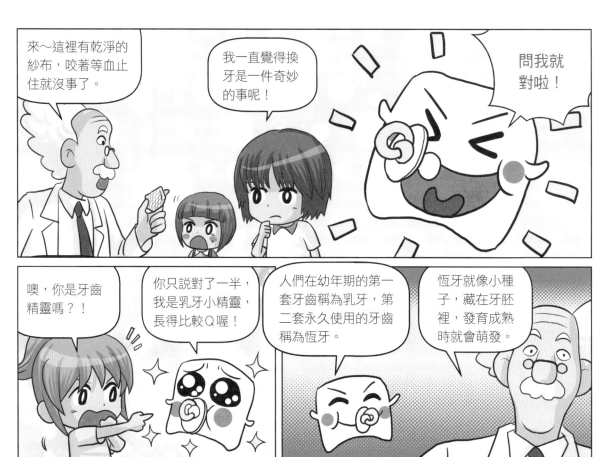

來～這裡有乾淨的紗布，咬著等血止住就沒事了。

我一直覺得換牙是一件奇妙的事呢！

問我就對啦！

噢，你是牙齒精靈嗎？！

你只說對了一半，我是乳牙小精靈，長得比較Q喔！

人們在幼年期的第一套牙齒稱為乳牙，第二套永久使用的牙齒稱為恆牙。

恆牙就像小種子，藏在牙胚裡，發育成熟時就會萌發。

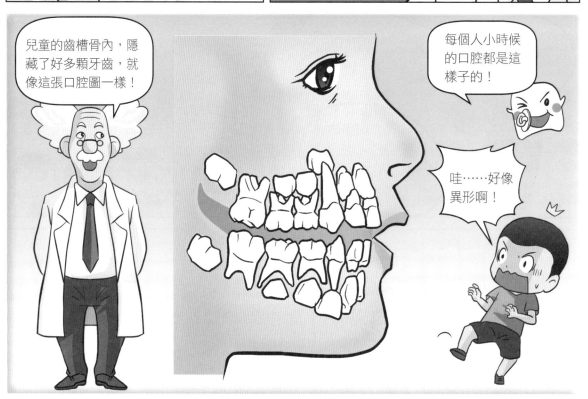

兒童的齒槽骨內，隱藏了好多顆牙齒，就像這張口腔圖一樣！

每個人小時候的口腔都是這樣子的！

哇……好像異形啊！

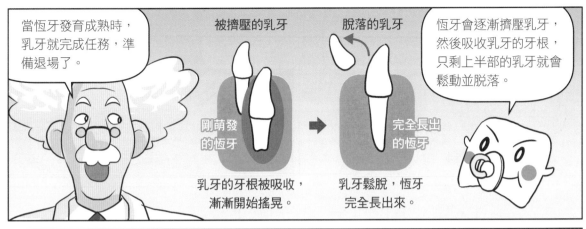

當恆牙發育成熟時，乳牙就完成任務，準備退場了。

被擠壓的乳牙　脫落的乳牙

剛萌發的恆牙　完全長出的恆牙

乳牙的牙根被吸收，漸漸開始搖晃。

乳牙鬆脫，恆牙完全長出來。

恆牙會逐漸擠壓乳牙，然後吸收乳牙的牙根，只剩上半部的乳牙就會鬆動並脫落。

我這顆乳牙底下平平的，沒有牙根。

原來如此，你的腳的確比較短。

腳短才比較靈活啊！

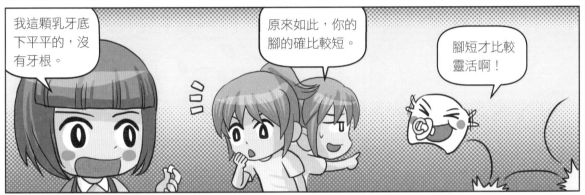

乳牙的牙根若沒有被吸收，就會穩穩的待著。

乳牙　沒脫落的乳牙

在牙齦下的恆牙胚　長出的恆牙

乳牙的牙根沒有被恆牙吸收。

乳牙留在原來的位置，和恆牙形成雙排牙。

等到恆牙長出來，就形成雙排牙。

對，我小時候也這樣！

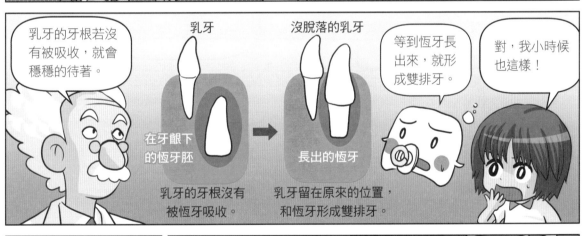

像這種情況，是不是要趕快把乳牙拔掉呢？

我媽媽說她以前會用一條線綁在牙齒上，另一頭綁在門把上，然後用力關門……

碰的一聲！牙齒就會掉下來了！

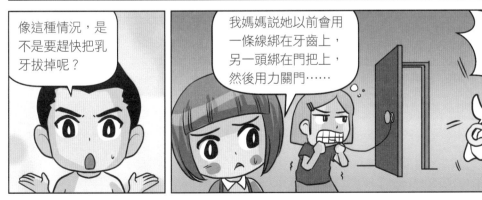

哇！這個好玩，我也想試試看！

好啊，我幫你綁線，大頭要拔哪一顆牙？

我是在問玲玲有沒有需要幫忙啦！

我都是在吃東西時掉牙齒。

坊間有各種拔牙的偏方，但還是先給牙醫檢查比較好喔！

乳牙若提早拔掉，可能會讓旁邊的牙齒移到空位上，讓之後的恆牙生長空間不足，以後牙齒就會不整齊。

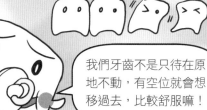

我們牙齒不是只待在原地不動，有空位就會想移過去，比較舒服嘛！

雙排牙是暫時現象。等到乳牙脫落，恆牙就會回到它的位置了。

恆牙一顆顆長出時，會歪歪的，但通常換牙完畢、空間填滿了，就會把牙齒擠正。

只是暫時當一下醜小鴨～

原來如此。

剛換牙時，牙齒不整齊的樣子

有縫

左右倒

前後歪斜

恆牙全數長出

旁邊牙齒擠正

發育過程中，牙齒所附著的頜骨也會變大。

等到結構穩定後，再判斷牙齒是否長齊，要不要矯正。

牙齒不整齊的人，是遺傳的關係嗎？

其實生活習慣的影響更大，吸吮手指、咀嚼不足都可能影響牙齒的發育。

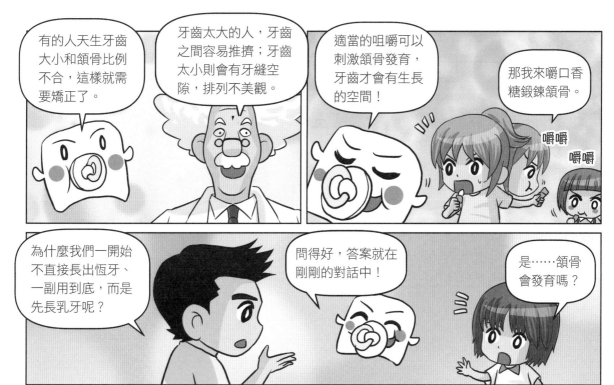

有的人天生牙齒大小和顎骨比例不合，這樣就需要矯正了。

牙齒太大的人，牙齒之間容易推擠；牙齒太小則會有牙縫空隙，排列不美觀。

適當的咀嚼可以刺激顎骨發育，牙齒才會有生長的空間！

那我來嚼口香糖鍛鍊顎骨。

嚼嚼

嚼嚼

為什麼我們一開始不直接長出恆牙、一副用到底，而是先長乳牙呢？

問得好，答案就在剛剛的對話中！

是……顎骨會發育嗎？

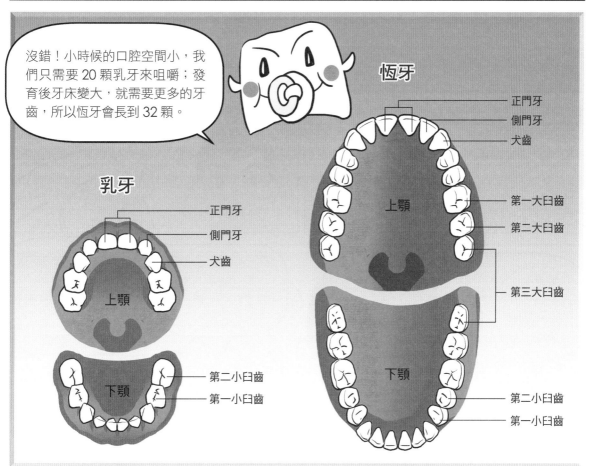

沒錯！小時候的口腔空間小，我們只需要 20 顆乳牙來咀嚼；發育後牙床變大，就需要更多的牙齒，所以恆牙會長到 32 顆。

恆牙

正門牙
側門牙
犬齒
第一大臼齒
第二大臼齒
第三大臼齒
第二小臼齒
第一小臼齒

上顎

下顎

乳牙

正門牙
側門牙
犬齒
第二小臼齒
第一小臼齒

上顎

下顎

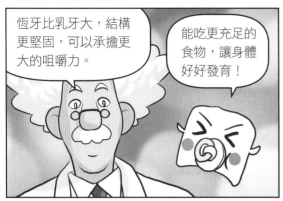

恆牙比乳牙大，結構更堅固，可以承擔更大的咀嚼力。

能吃更充足的食物，讓身體好好發育！

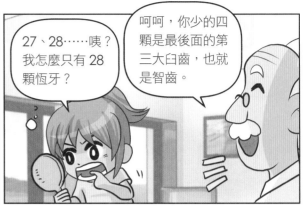

27、28……咦？我怎麼只有 28 顆恆牙？

呵呵，你少的四顆是最後面的第三大臼齒，也就是智齒。

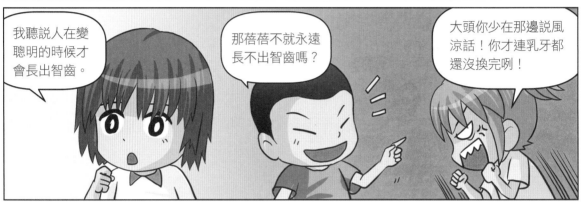

我聽說人在變聰明的時候才會長出智齒。

那蓓蓓不就永遠長不出智齒嗎？

大頭你少在那邊說風涼話！你才連乳牙都還沒換完咧！

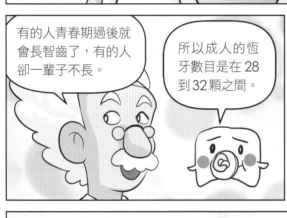

有的人青春期過後就會長智齒了，有的人卻一輩子不長。

所以成人的恆牙數目是在 28 到 32 顆之間。

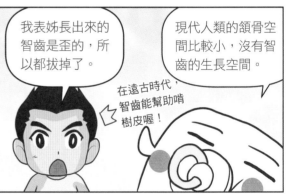

我表姊長出來的智齒是歪的，所以都拔掉了。

現代人類的頷骨空間比較小，沒有智齒的生長空間。

在遠古時代，智齒能幫助啃樹皮喔！

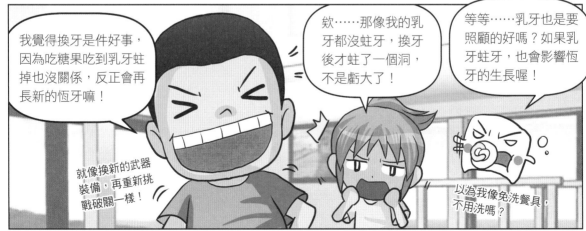

我覺得換牙是件好事，因為吃糖果吃到乳牙蛀掉也沒關係，反正會再長新的恆牙嘛！

就像換新的武器裝備，再重新挑戰破關一樣！

欸……那像我的乳牙都沒蛀牙，換牙後才蛀了一個洞，不是虧大了！

等等……乳牙也是要照顧的好嗎？如果乳牙蛀牙，也會影響恆牙的生長喔！

以為我像免洗餐具，不用洗嗎？

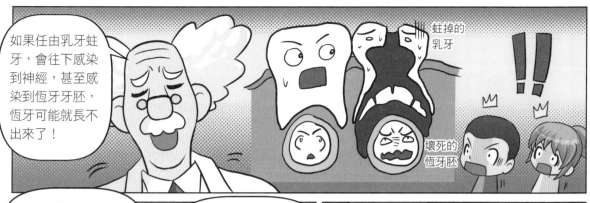

如果任由乳牙蛀牙，會往下感染到神經，甚至感染到恆牙牙胚，恆牙可能就長不出來了！

蛀掉的乳牙

壞死的恆牙胚

除了智齒以外，恆牙比乳牙多了第一和第二大臼齒，這八顆在換牙期才開始萌發。

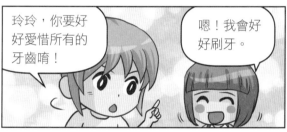

有些人誤以為這些是等待換牙的乳臼齒，疏於照顧，等到蛀牙就來不及了！

它並不會被換掉喔！

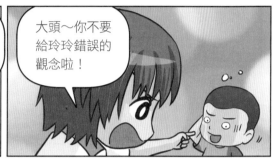

大頭～你不要給玲玲錯誤的觀念啦！

玲玲，你要好好愛惜所有的牙齒唷！

嗯！我會好好刷牙。

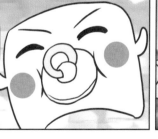

在大自然中，牙齒健康的動物才能好好攝取食物，更有存活下去的機會。

現代人因為飲食習慣改變了，容易蛀牙，經常在年輕時就裝假牙了。

其實恆牙保護好的話，是可以使用一輩子的。

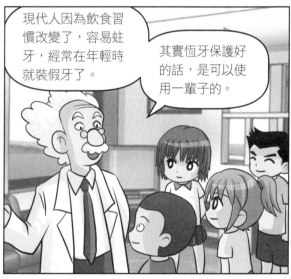

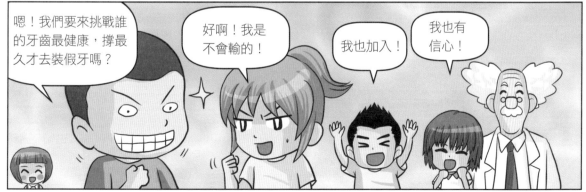

嗯！我們要來挑戰誰的牙齒最健康，撐最久才去裝假牙嗎？

好啊！我是不會輸的！

我也加入！

我也有信心！

動物牙齒真奇妙

　　動物和植物都必須靠養分維持生命，不過動物無法像植物行光合作用製造養分，必須吃植物或動物來獲取養分。哺乳動物嘴巴裡的牙齒能咬碎食物，方便吞嚥、幫助消化，是攝取養分的第一道關卡。

　　牙齒的形狀不同，功能也不一樣：平而薄的門牙可以切斷食物，尖銳的犬齒能撕裂食物，臼齒的咬合面又寬又大，會像臼一樣把食物磨碎。一般來說，吃動物維生的肉食性動物，像是獅子、老虎、狼、狐狸、黃鼠狼等，犬齒發達，適合刺入獵物、撕裂肌肉；牛、羊、馬、駱駝、大象等草食性動物則是臼齒發達，方便磨碎樹葉、草莖等植物纖維。人類是雜食性動物，既吃肉類也吃植物，具有可切斷食物的牙齒，也有可磨碎食物的牙齒。這也是為什麼研究古代生物的科學家，可以從牙齒化石推斷滅絕動物吃什麼食物維生。

　　有些動物的牙齒還特化成好用的工具和武器。舉例來說，大象又長又大的象牙是上顎的門牙特化而成的，用來挖土找水喝、剝樹皮吃，也可以推倒灌木，清除路徑上的障礙，還可以作為攻擊或防禦的武器。

　　河狸則是用門牙「伐木」——牠們用四顆堅硬又鋒利的門牙啃斷樹幹，把樹木拖到河裡堆疊起來，搭配泥巴和水草築成

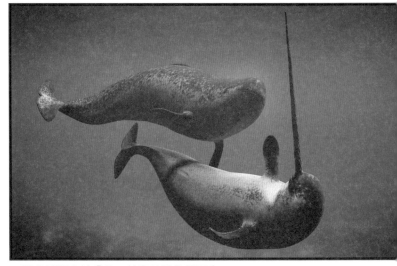

▲獨角鯨頭上的「角」其實是特化的牙齒。

水壩，攔住河流形成平靜的水潭，以便在水潭裡築巢，防範天敵侵犯。

野豬的獠牙是下顎的犬齒突出嘴外形成的，是防禦和攻擊的武器。雄性大猩猩又長又尖的犬齒，可用來威嚇對手，爭取與雌性大猩猩交配的權力。有「海中獨角獸」之稱的獨角鯨，頭上的角是上顎長出來的犬齒。科學家研究發現，獨角鯨這根又直又長的犬齒上分布許多神經，可感測水中鹽度、溫度和壓力變化，實在相當厲害。

相伴一輩子

牙齒這麼重要又好用的工具，可是限量的唷！人類一生中有乳牙和恆牙兩套牙齒：一般在出生後六個月時，開始萌發乳牙，二至三歲時長齊；到了六歲左右，乳牙會陸續脫落而長出恆牙，通常在 12 歲時完成換牙，之後一輩子不再更換牙齒。有些動物有多套牙齒，以大象來說，大象沒有犬齒，而兩顆門牙（也就是象牙）由

無「齒」也驕傲

大部分的哺乳動物都有牙齒，不過也有無「齒」之徒。穿山甲和食蟻獸嘴裡沒有牙齒，牠們用細長而且具有黏性的舌頭舔食螞蟻和白蟻。藍鯨、大翅鯨、露脊鯨等鬚鯨，嘴裡也都沒有牙齒，而是用鯨鬚板濾食海中的浮游生物。

乳牙更換為恆牙之後就不再更換，但四顆臼齒一生更換五次：新臼齒由後往前生長，把磨損的舊臼齒往前推進，直到從嘴巴脫落。第六套臼齒磨損後，大象往往會死於飢餓或營養不良。兔子也是只有門牙和臼齒，沒有犬齒。兔子的牙齒由乳牙更換為恆牙後，會終生不斷的生長，常保如新。人類的牙齒沒辦法像大象那樣多次更換，也不像兔子那樣可持續生長，一定要好好清潔、保養，才能使用到最後。

日頭炎炎 小心中暑

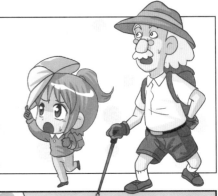

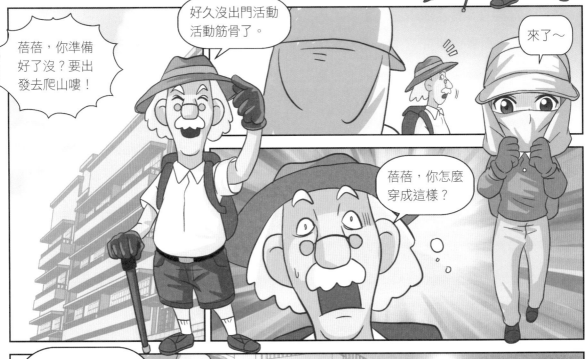

蓓蓓，你準備好了沒？要出發去爬山嘍！

好久沒出門活動活動筋骨了。

來了～

蓓蓓，你怎麼穿成這樣？

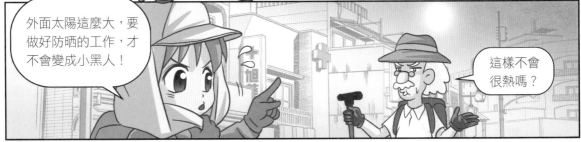

外面太陽這麼大，要做好防晒的工作，才不會變成小黑人！

這樣不會很熱嗎？

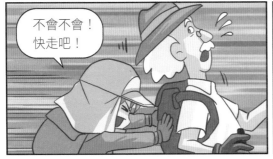

不會不會！快走吧！

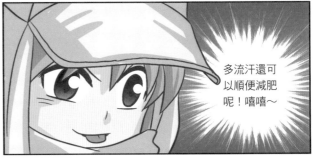

多流汗還可以順便減肥呢！嘻嘻～

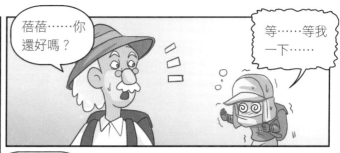

蓓蓓……你還好嗎？

等……等我一下……

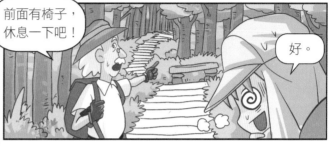

前面有椅子，休息一下吧！

好。

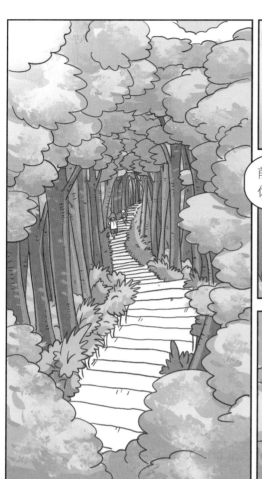

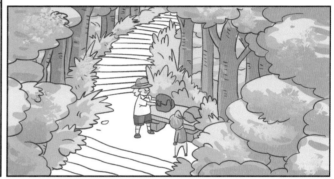

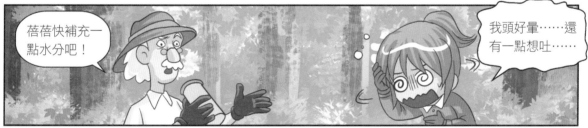

蓓蓓快補充一點水分吧！

我頭好暈……還有一點想吐……

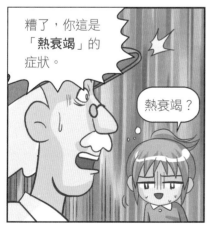

糟了，你這是「熱衰竭」的症狀。

熱衰竭？

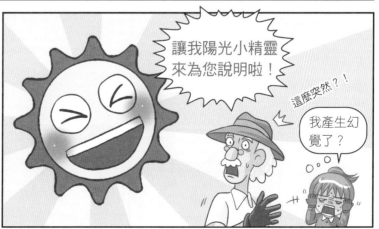

讓我陽光小精靈來為您說明啦！

這麼突然？！

我產生幻覺了？

熱衰竭是因為在高溫或潮溼的環境下，大量流汗，造成身體中的水分和電解質流失，出現脫水的現象。

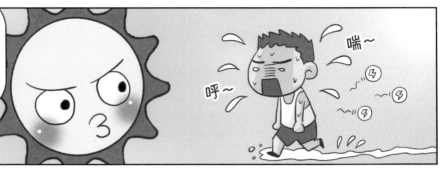

喘～

呼～

你會覺得口渴、疲累、頭暈、頭痛、四肢無力、噁心想吐等。

渴

暈

累

這些症狀我都有！

無力

痛

噁

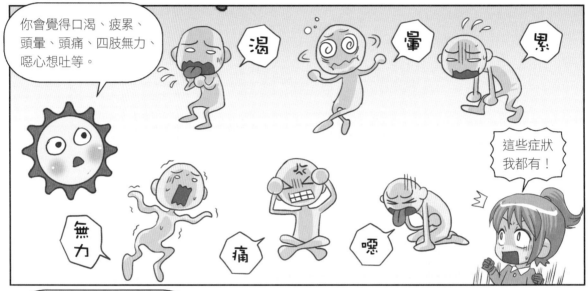

雖然這時候的體溫正常，或是偏高一些，但還是要趕快讓身體涼快些，並補充水分，避免症狀更嚴重。

蓓蓓，快把外套脫掉。

嗚～只好晒黑了～

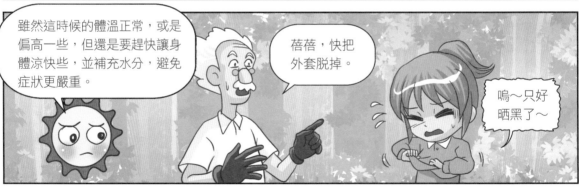

把腳墊高休息一下，順便喝點運動飲料，補充流失的電解質。

如果沒有運動飲料，在水中加一點鹽，也有同樣的功效。

如果沒有喝運動飲料或是加鹽的水會怎樣呢？

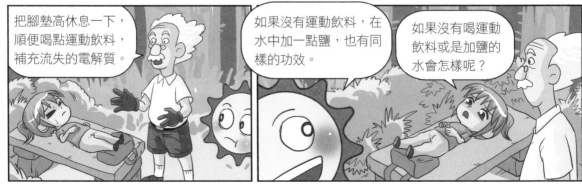

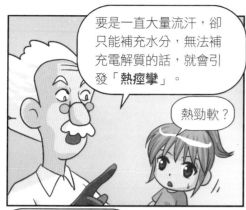

要是一直大量流汗，卻只能補充水分，無法補充電解質的話，就會引發「熱痙攣」。

熱勁軟？

就是肌肉會開始一陣一陣的抽筋、疼痛。

僵

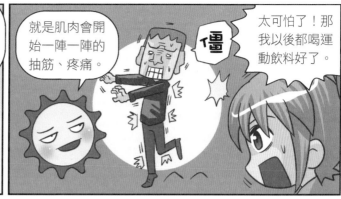

太可怕了！那我以後都喝運動飲料好了。

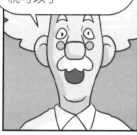

除非大量流汗或長時間運動，否則並不需要喝運動飲料，喝水就可以了。

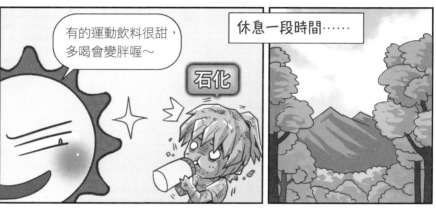

有的運動飲料很甜，多喝會變胖喔～

石化

休息一段時間……

蓓蓓，好多了嗎？

休息一下好像好了呢！

只要提早發現自己有「熱衰竭」的症狀，及時休息、降溫和補充水分，避免身體的組織細胞受到傷害，很快就能復原喔！

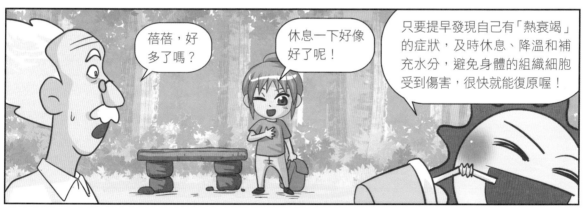

那我們慢慢往回走吧！

以後爬山別再穿成這樣啦～

是～

加油！

嘩～

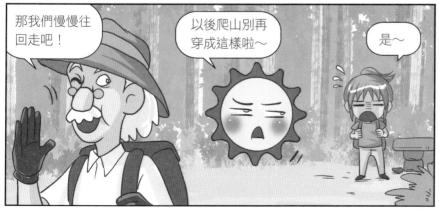

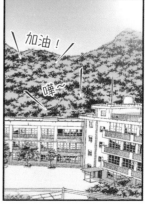

45

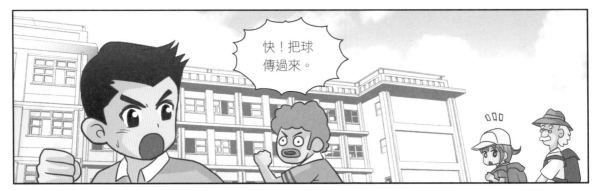

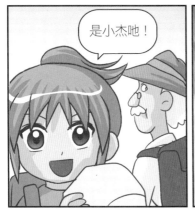

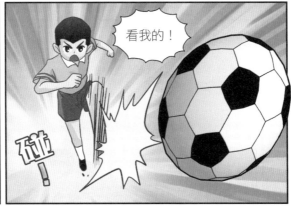

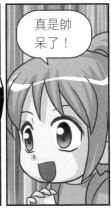

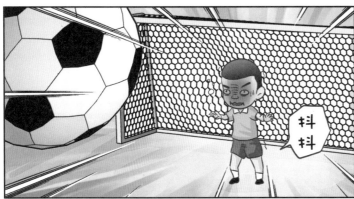

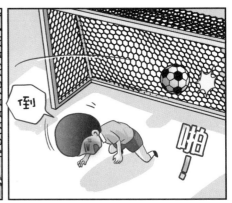

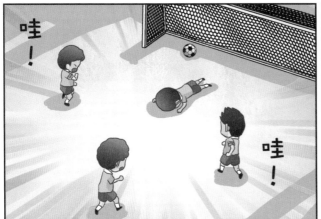

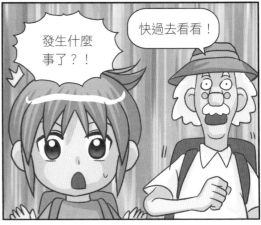

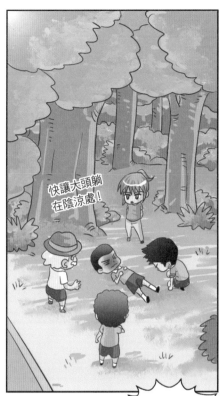

快讓大頭躺在陰涼處！

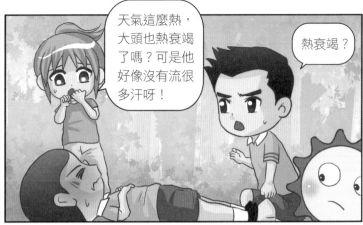

天氣這麼熱，大頭也熱衰竭了嗎？可是他好像沒有流很多汗呀！

熱衰竭？

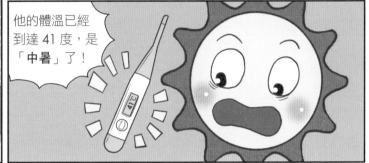

他的體溫已經到達 41 度，是「中暑」了！

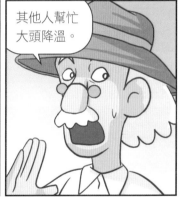

糟糕，這是熱傷害最嚴重的狀況！

小杰，快點打電話叫救護車。

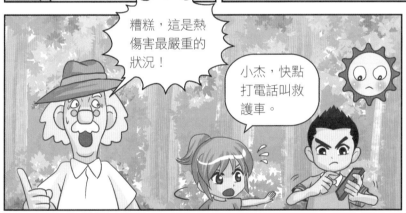

其他人幫忙大頭降溫。

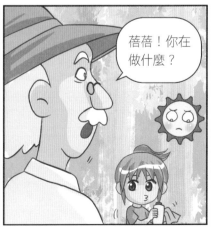

把他的頭肩墊高，衣服扣子解開、幫他搧搧風，並用溼毛巾擦拭四肢。

搧

蓓蓓！你在做什麼？

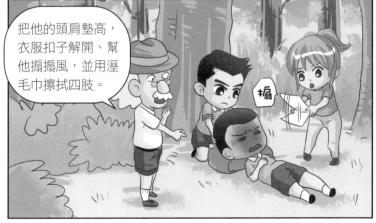

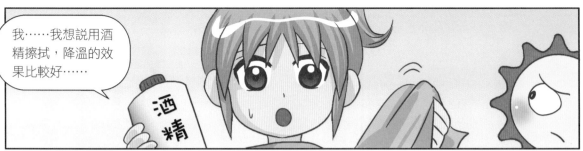

我……我想說用酒精擦拭，降溫的效果比較好……

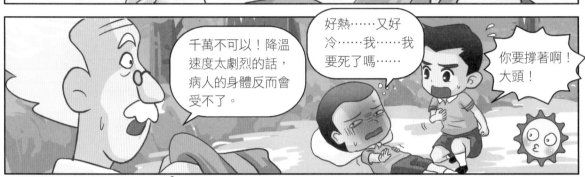

千萬不可以！降溫速度太劇烈的話，病人的身體反而會受不了。

好熱……又好冷……我……我要死了嗎……

你要撐著啊！大頭！

「熱衰竭」和「熱中暑」其實是不同程度的熱傷害，了解並分辨症狀，才能做出正確的救護措施喔！

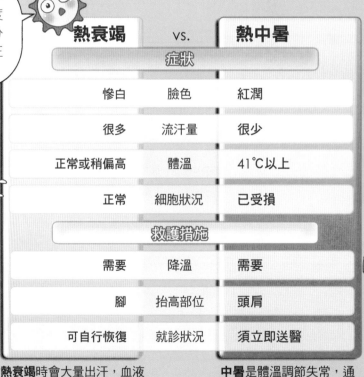

熱衰竭	vs.	熱中暑
症狀		
慘白	臉色	紅潤
很多	流汗量	很少
正常或稍偏高	體溫	41℃以上
正常	細胞狀況	已受損
救護措施		
需要	降溫	需要
腳	抬高部位	頭肩
可自行恢復	就診狀況	須立即送醫

熱衰竭時會大量出汗，血液循環變差。把腳抬高有助於血液回流到頭部。

中暑是體溫調節失常，通常沒有流汗，把頭肩部墊高有助於改善症狀。

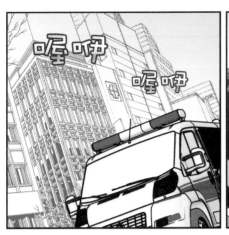

還好有哈達爺爺在，不然真不知道該怎麼辦！

在這種大熱天運動，真的要小心。

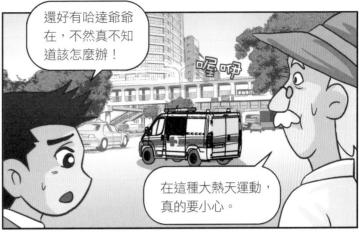

在炎熱的夏天進行戶外活動時，每 30～40 分鐘最好休息 5～10 分鐘。

你還在啊！

還要隨時補充水分。

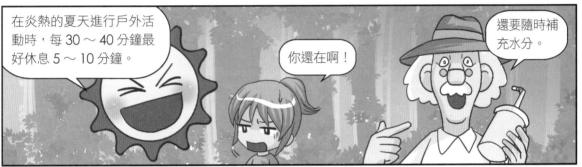

大量流汗時，也要記得補充電解質。

小杰快喝運動飲料！

喔！

那我們呢？

好好喔！

配角沒福利

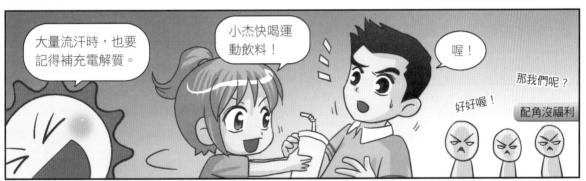

謝謝啦！蓓蓓～

這兩個人……

哈哈哈，其他人別擔心，我請大家喝運動飲料！

太好啦！謝謝哈達爺爺！

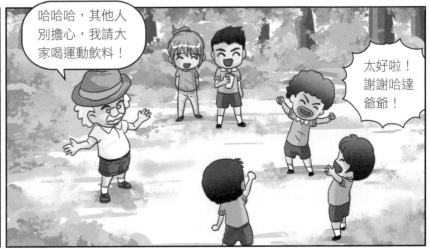

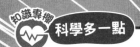
好熱！動物怎麼避暑呢？

　　天氣熱時，我們的血管會舒張，增加血液流量，把體內的熱能帶到皮膚表面散發出去，身體也會流汗，藉由汗水蒸發帶走熱能，讓體溫維持在攝氏37度上下。但野外的動物面臨高溫威脅時，怎麼調節體溫呢？

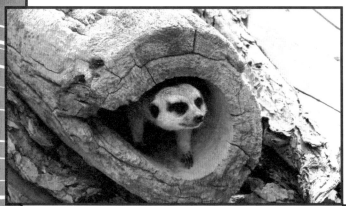

◀最簡單的方式，就是找個陰涼的地方躲起來，避開毒辣的陽光，等氣溫沒那麼高了，再出來活動（就像左圖的狐獴）。這就是為什麼沙漠裡的動物，白天大多躲在岩縫或洞穴裡休息，晨昏或夜晚才出來活動。有些動物像是海參、蝸牛、烏龜等，甚至會不吃不喝，進入休眠狀態，直到天氣轉涼才甦醒。

▶狗的汗腺不發達，主要靠「喘氣」來降溫，因此天氣熱時，狗會伸出舌頭，不斷的喘氣，讓空氣流經口腔、舌頭等潮溼的表面，促使水分蒸發而帶走熱量，維持體溫恆定。有些鳥類也會使用類似方法──張開嘴喙並振動喉部，急促的喘氣。如果在大熱天裡遇到鷺鷥、貓頭鷹、鵜鶘時，也許可以觀察到這種有趣的行為。

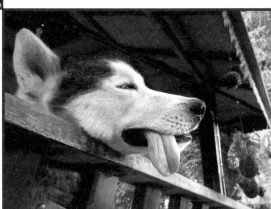

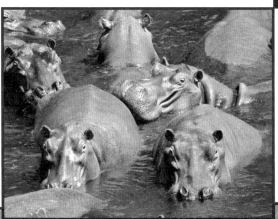

◀溪流、池塘、湖泊等有水的地方也是夏日消暑的好去處。水牛、河馬、老虎等動物都愛泡在水裡，大象還會用長長的鼻子吸水，往身上灑水降溫，犀牛和豬等動物則喜歡泥巴浴，因為泥漿裹在身上既可以防晒，又能防止蚊蟲叮咬。

▶在大熱天裡，穿對衣服也很重要！許多動物會按照季節「換毛」：冬天的毛又長又濃密，保暖效果十足，到了夏天，就換上短而薄的皮毛以便保持涼爽，兔子、松鼠、貂、鹿、狐狸等動物都會定時更換皮毛，讓身體「冬暖夏涼」。

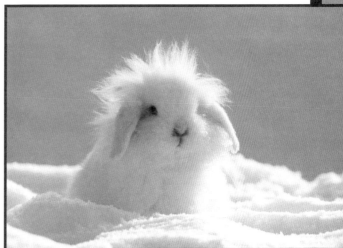

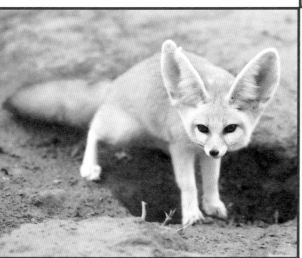

◀有些動物會自備「散熱器」，像是大象、傑克兔、聊狐（如左圖）等生活在炎熱地區的動物，就利用「耳朵」來散熱。牠們大大的耳朵布滿了血管，體內熱熱的血液流經表面積很大的耳朵時，熱會散發出去，降溫的血液再循環流回身體內部，體溫就不會過高。另外，雞的雞冠也能用來散熱喔！

▶猜猜看！生活在中南美洲熱帶雨林裡的巨嘴鳥，大大的嘴喙有什麼功能？沒錯！也能調節體溫，因為牠的嘴喙上布滿了血管，熱量可隨著血液流經嘴喙表面而散發出去，跟大象的大耳朵有異曲同工之妙。

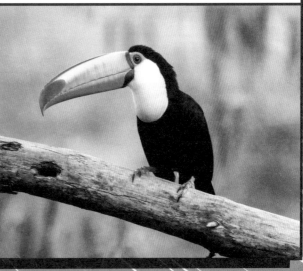

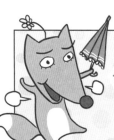

令人窒息的夏日體臭

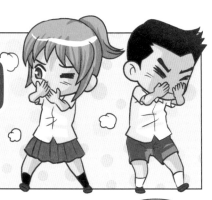

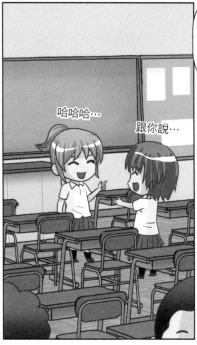

蓓蓓方便出來一下嗎？我有事要跟你說。

哈哈哈…

跟你說…

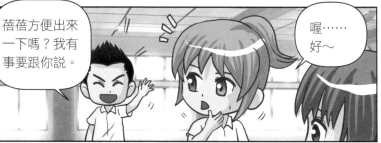

喔……好～

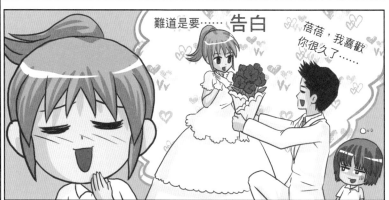

難道是要…… 告白

蓓蓓，我喜歡你很久了……

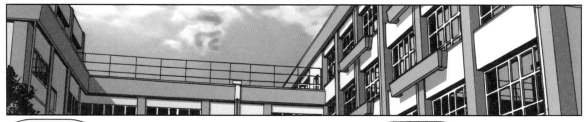

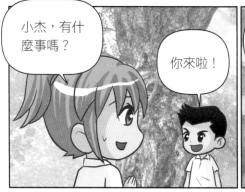

小杰，有什麼事嗎？

你來啦！

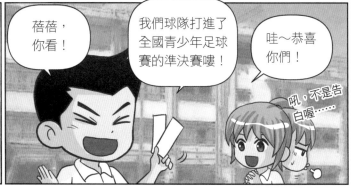

蓓蓓，你看！

我們球隊打進了全國青少年足球賽的準決賽嘍！

哇～恭喜你們！

吼，不是告白喔……

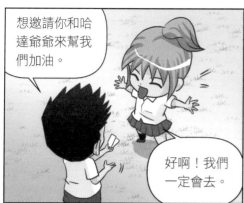
想邀請你和哈達爺爺來幫我們加油。

好啊！我們一定會去。

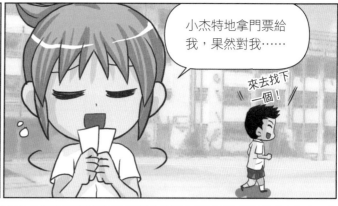
小杰特地拿門票給我，果然對我⋯⋯

來去找下一個！

比賽當天

蓓蓓，快一點，不然趕不上公車會遲到喔！

我來了，走吧！

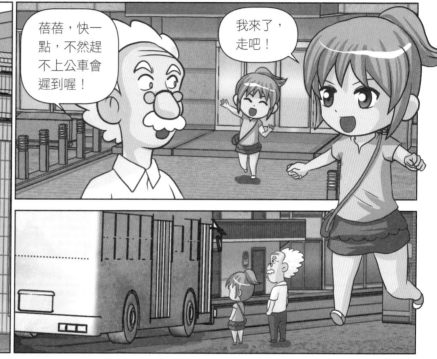

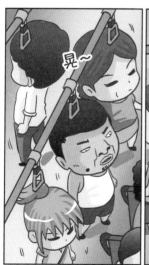
晃～

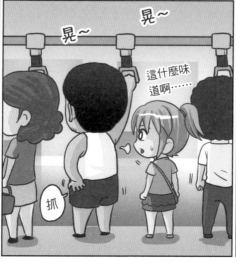
晃～
晃～
這什麼味道啊⋯⋯
抓

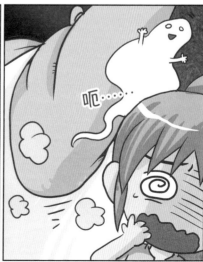
呃⋯⋯

53

呼呼，我快窒息了。

剛剛那個大叔腋下發出的是什麼味道啊？好像和汗臭味不太一樣。

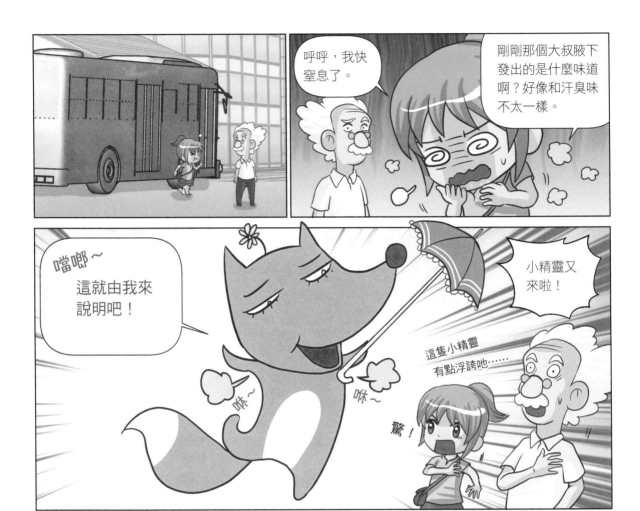

噹啷～
這就由我來說明吧！

小精靈又來啦！

這隻小精靈有點浮誇吧……

驚！

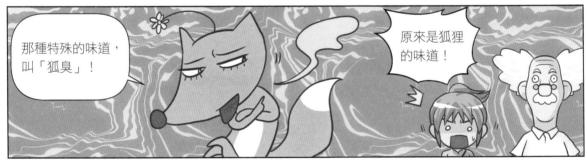

那種特殊的味道，叫「狐臭」！

原來是狐狸的味道！

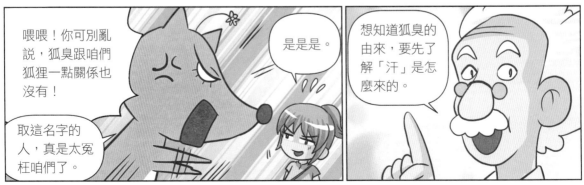

喂喂！你可別亂說，狐臭跟咱們狐狸一點關係也沒有！

取這名字的人，真是太冤枉咱們了。

是是是。

想知道狐臭的由來，要先了解「汗」是怎麼來的。

54

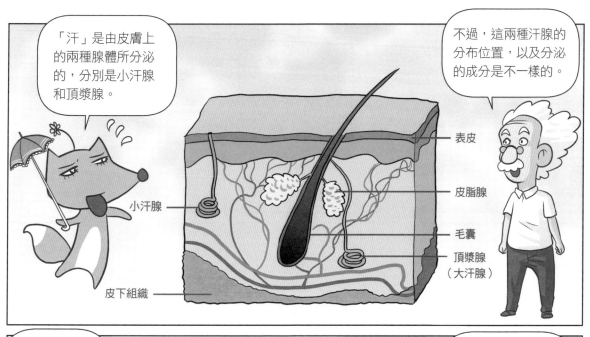

「汗」是由皮膚上的兩種腺體所分泌的，分別是小汗腺和頂漿腺。

不過，這兩種汗腺的分布位置，以及分泌的成分是不一樣的。

- 小汗腺
- 表皮
- 皮脂腺
- 毛囊
- 頂漿腺（大汗腺）
- 皮下組織

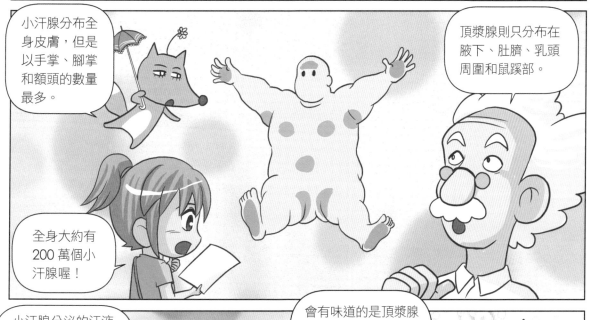

小汗腺分布全身皮膚，但是以手掌、腳掌和額頭的數量最多。

頂漿腺則只分布在腋下、肚臍、乳頭周圍和鼠蹊部。

全身大約有200萬個小汗腺喔！

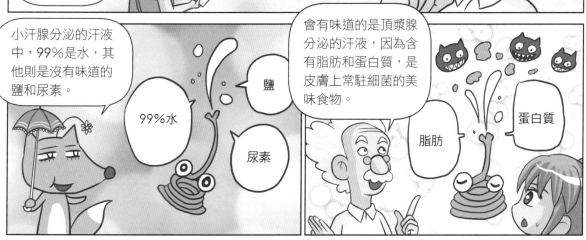

小汗腺分泌的汗液中，99％是水，其他則是沒有味道的鹽和尿素。

99％水

鹽

尿素

會有味道的是頂漿腺分泌的汗液，因為含有脂肪和蛋白質，是皮膚上常駐細菌的美味食物。

脂肪

蛋白質

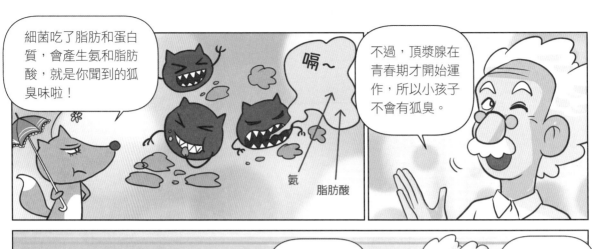

細菌吃了脂肪和蛋白質，會產生氨和脂肪酸，就是你聞到的狐臭味啦！

嗝～

氨

脂肪酸

不過，頂漿腺在青春期才開始運作，所以小孩子不會有狐臭。

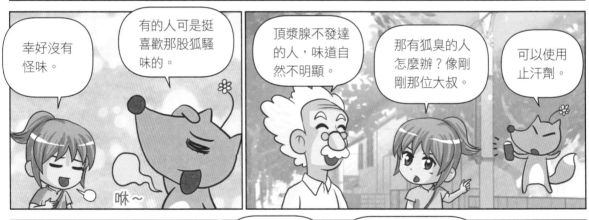

什麼！

聞～

這是什麼新舞步嗎？

嗅～

聽說是前陣子很流行的熱身動作。

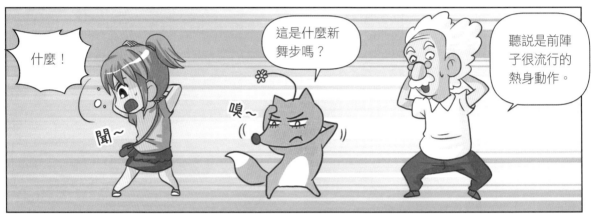

幸好沒有怪味。

有的人可是挺喜歡那股狐騷味的。

咻～

頂漿腺不發達的人，味道自然不明顯。

那有狐臭的人怎麼辦？像剛剛那位大叔。

可以使用止汗劑。

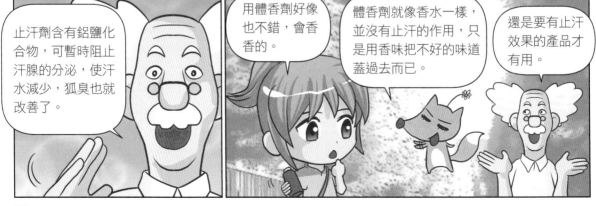

止汗劑含有鋁鹽化合物，可暫時阻止汗腺的分泌，使汗水減少，狐臭也就改善了。

用體香劑好像也不錯，會香香的。

體香劑就像香水一樣，並沒有止汗的作用，只是用香味把不好的味道蓋過去而已。

還是要有止汗效果的產品才有用。

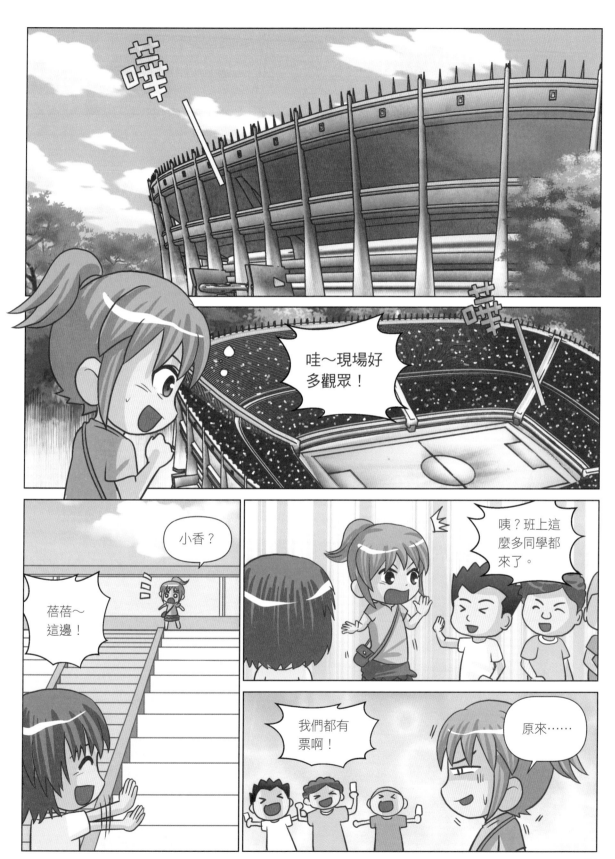

57

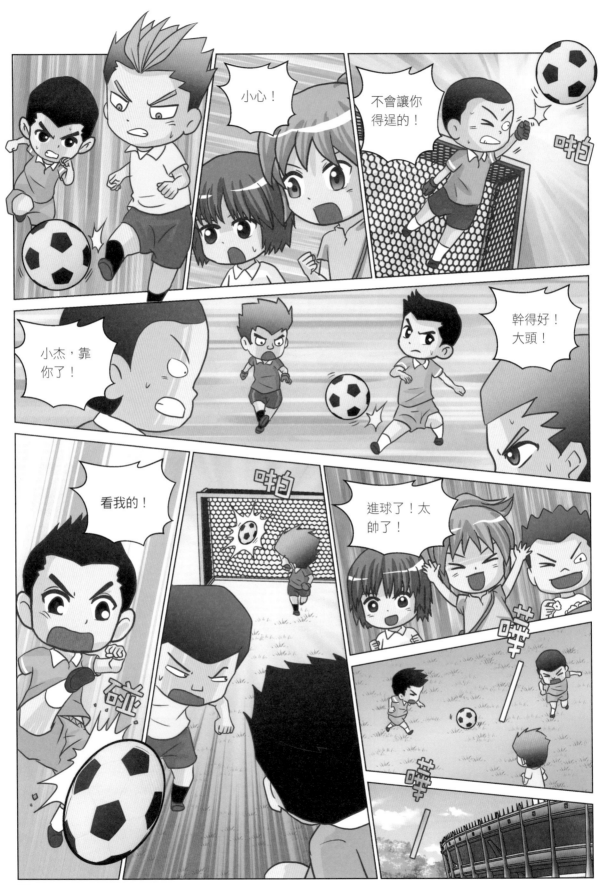

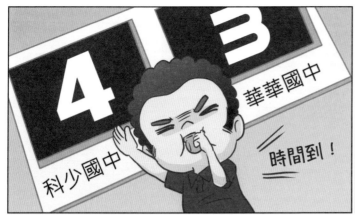

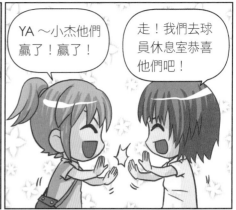

YA～小杰他們贏了！贏了！

走！我們去球員休息室恭喜他們吧！

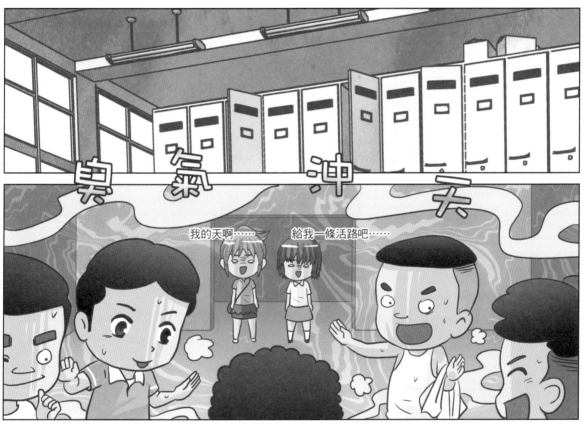

臭氣沖天

我的天啊……

給我一條活路吧……

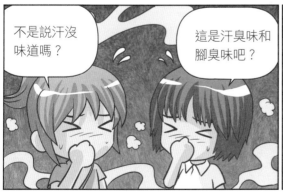

不是說汗沒味道嗎？

這是汗臭味和腳臭味吧？

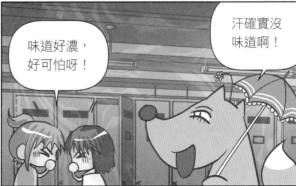

味道好濃，好可怕呀！

汗確實沒味道啊！

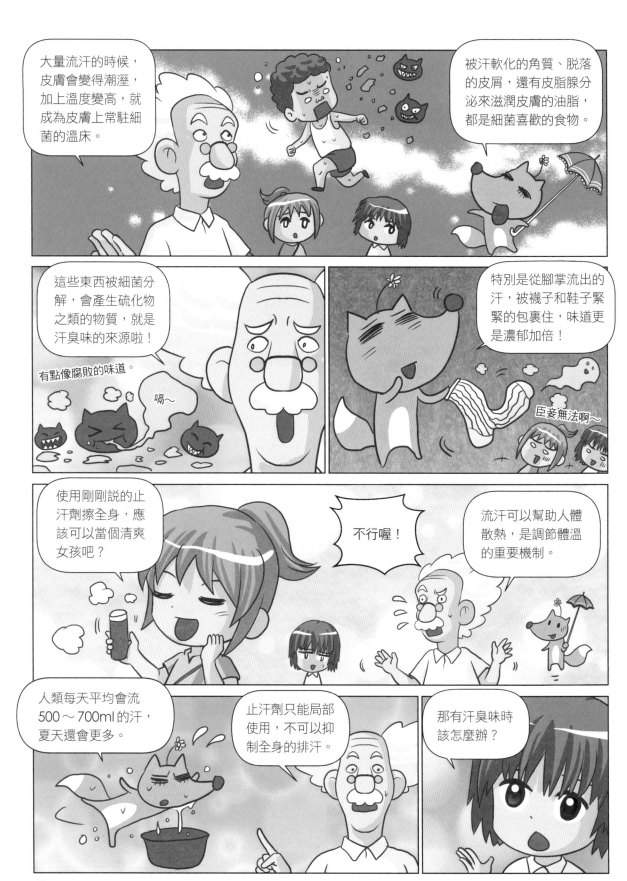

大量流汗的時候，皮膚會變得潮溼，加上溫度變高，就成為皮膚上常駐細菌的溫床。

被汗軟化的角質、脫落的皮屑，還有皮脂腺分泌來滋潤皮膚的油脂，都是細菌喜歡的食物。

這些東西被細菌分解，會產生硫化物之類的物質，就是汗臭味的來源啦！

有點像腐敗的味道。

嗝～

特別是從腳掌流出的汗，被襪子和鞋子緊緊的包裹住，味道更是濃郁加倍！

臣妾無法啊～

使用剛剛說的止汗劑擦全身，應該可以當個清爽女孩吧？

不行喔！

流汗可以幫助人體散熱，是調節體溫的重要機制。

人類每天平均會流500～700ml的汗，夏天還會更多。

止汗劑只能局部使用，不可以抑制全身的排汗。

那有汗臭味時該怎麼辦？

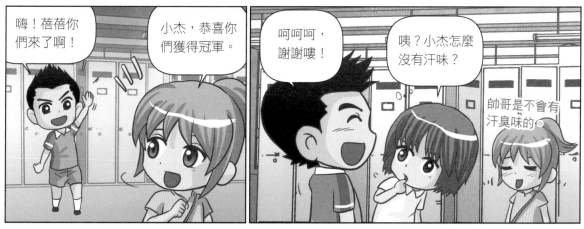
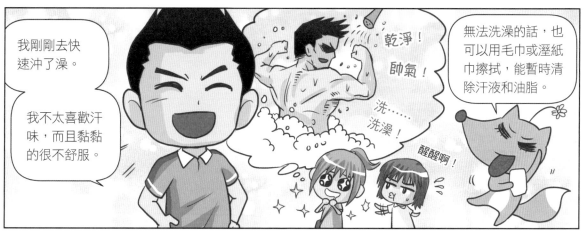
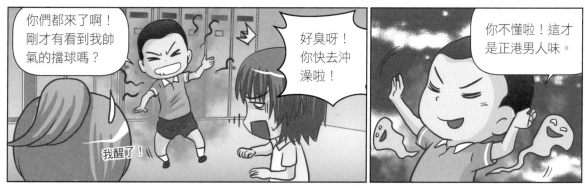
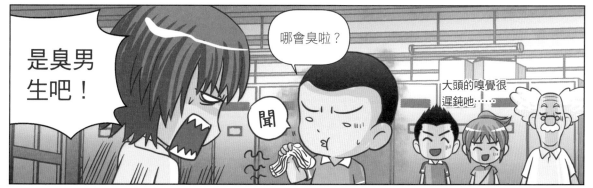

動物的氣味語言

人類和動物的皮膚裡都有「腺體」，能分泌特殊的化學物質，各有功用。人的皮膚腺體主要有小汗腺、頂漿腺和皮脂腺。小汗腺會分泌汗液，頂漿腺又稱「大汗腺」，會分泌含脂肪和蛋白質的液體，主要分布在腋下、鼠蹊部等部位。皮脂腺遍布全身，只有手掌、腳掌沒有，會分泌油脂，滋潤毛髮和皮膚，還可防止皮膚水分散發、抑制細菌生長。

皮膚腺體的分泌物，經過常駐在皮膚表面的細菌分解，會產生異味，也就是汗臭味和狐臭味。很多人不喜歡皮膚腺體分泌物產生的氣味，但對很多動物來說，氣味非常重要！因為動物會利用皮膚腺體分泌物的氣味來標記地盤、求偶，也用來驅趕掠食者，可說是動物彼此溝通、傳遞訊息的「化學語言」！

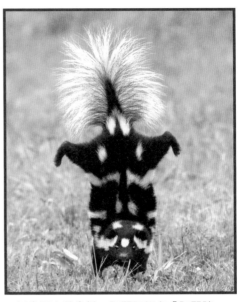

▲以臭聞名的臭鼬，肛門兩側有「肛門腺」，能分泌含有硫的化合物，具有刺激性，聞起來非常噁心。當臭鼬受到威脅或驚嚇時，會抬高尾巴，從肛門噴射出奇臭無比的分泌物來驅趕敵人。

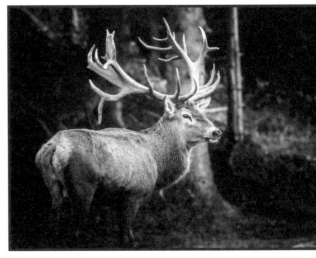

▲鹿的眼睛下方有「眼下腺」，分泌物具有特殊氣味。鹿會藉由摩擦樹幹或樹枝，將分泌物塗抹在樹上，標示領域範圍。

▶麝香貓會抬高尾巴，以生殖器旁的「會陰腺」摩擦樹木、灌木或岩石，把分泌物塗抹在上面，標示自己的地盤。麝香貓會陰腺的分泌物稱為「麝香」，氣味非常濃烈，稀釋之後會變成好聞的香味，是製造香水的原料，但現今香水中的麝香大多是以人工合成。

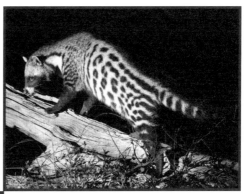

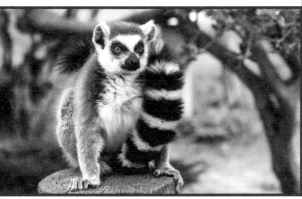

◀分布在馬達加斯加的環尾狐猴嗅覺靈敏，慣於用氣味溝通。繁殖期間，公猴會把手腕腺體的分泌物塗抹在長長的尾巴上，然後揮舞尾巴散播氣味，引誘母狐猴和牠交配。

▶鳥類的皮膚腺體雖然不多，卻很重要。鳥會用嘴喙沾取尾脂腺（位於尾巴基部上方）分泌的油脂，再用嘴喙梳理羽毛，將油脂塗在羽毛上，讓羽毛能夠防水。這對於經常在水中活動的鳥類格外重要，可避免羽毛弄溼而導致失溫，甚至死亡。

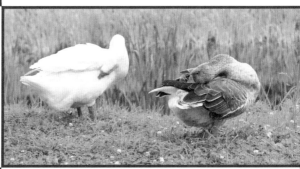

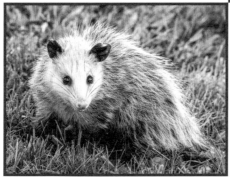

◀美洲的負鼠被掠食者襲擊時，會躺下「裝死」：張開嘴巴、露出牙齒、伸出舌頭，並從肛門腺分泌有惡臭的液體，散發出腐爛屍體的氣味。由於大部分的掠食者不喜歡吃死掉或腐爛的動物，負鼠可藉此逃過一劫。

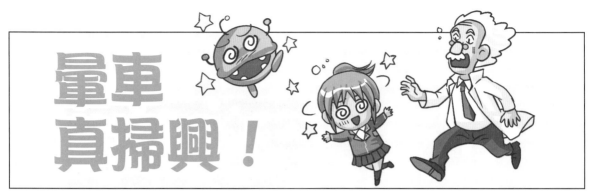

暈車真掃興！

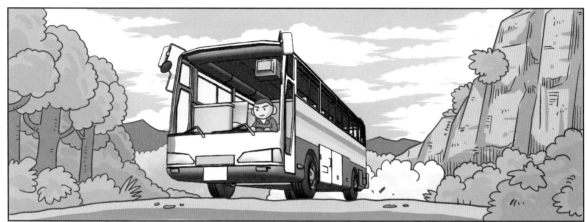

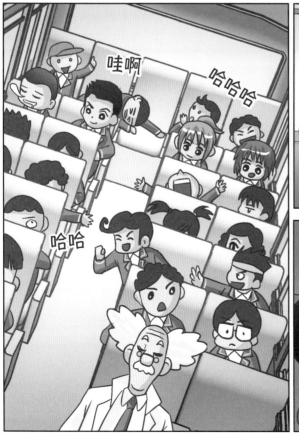

哇啊

哈哈哈

哈哈

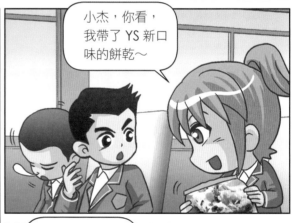

小杰，你看，我帶了 YS 新口味的餅乾～

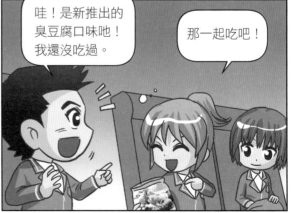

哇！是新推出的臭豆腐口味也！我還沒吃過。

那一起吃吧！

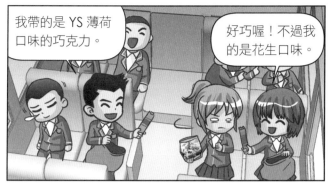

我帶的是 YS 薄荷口味的巧克力。

好巧喔！不過我的是花生口味。

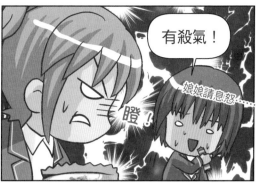

有殺氣！

娘娘請息怒……

瞪！

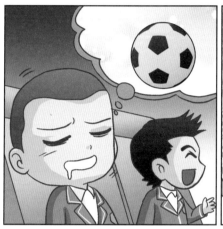

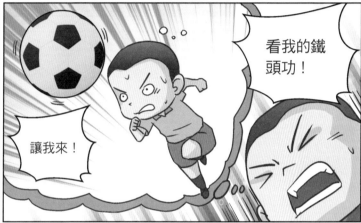

看我的鐵頭功！

讓我來！

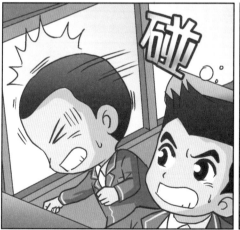

碰

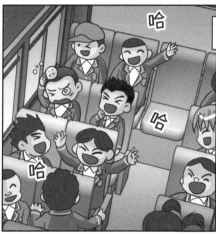

哈

哈

哈

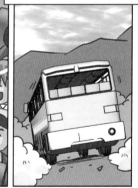

過了一小時……

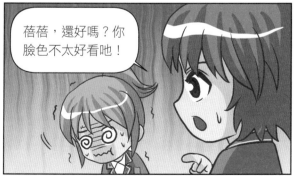

蓓蓓，還好嗎？你臉色不太好看吔！

我有點想吐……快‧給‧我‧塑‧膠‧袋！

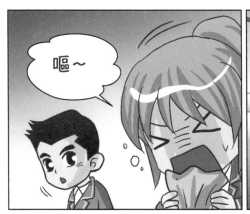

嘔～

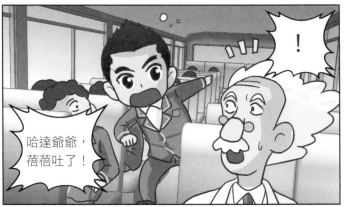

哈達爺爺，蓓蓓吐了！

！

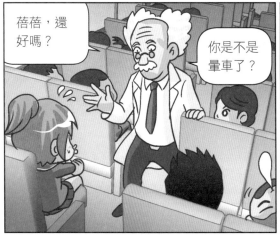

蓓蓓，還好嗎？

你是不是暈車了？

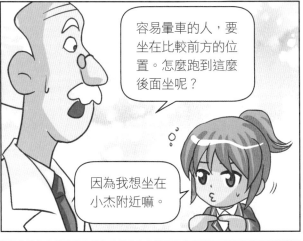

容易暈車的人，要坐在比較前方的位置。怎麼跑到這麼後面坐呢？

因為我想坐在小杰附近嘛。

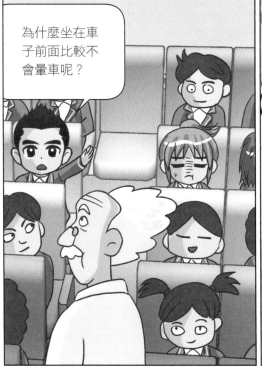

為什麼坐在車子前面比較不會暈車呢？

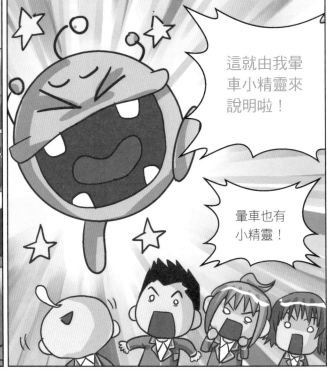

這就由我暈車小精靈來說明啦！

暈車也有小精靈！

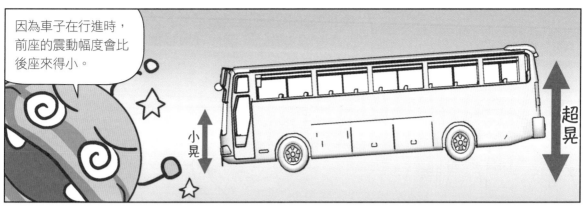

因為車子在行進時，前座的震動幅度會比後座來得小。

小晃

超晃

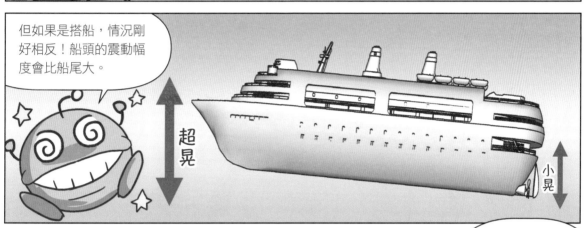

但如果是搭船，情況剛好相反！船頭的震動幅度會比船尾大。

超晃

小晃

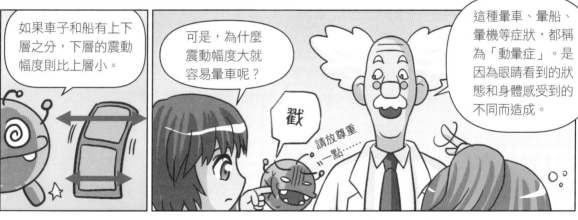

如果車子和船有上下層之分，下層的震動幅度則比上層小。

可是，為什麼震動幅度大就容易暈車呢？

戳

請放尊重一點……

這種暈車、暈船、暈機等症狀，都稱為「動暈症」。是因為眼睛看到的狀態和身體感受到的不同而造成。

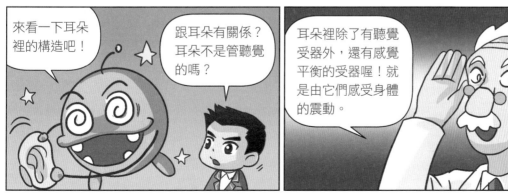

來看一下耳朵裡的構造吧！

跟耳朵有關係？耳朵不是管聽覺的嗎？

耳朵裡除了有聽覺受器外，還有感覺平衡的受器喔！就是由它們感受身體的震動。

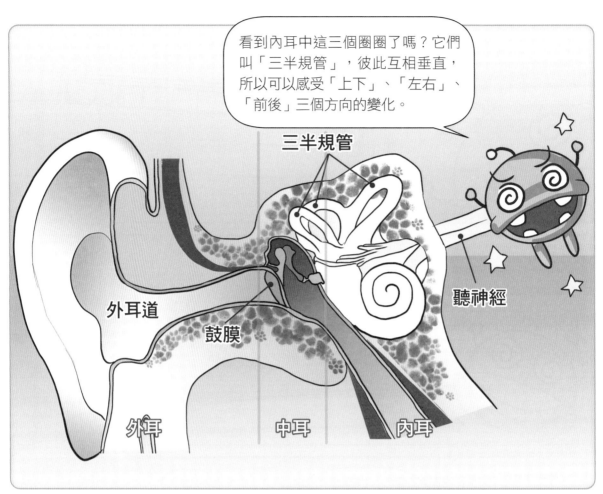

看到內耳中這三個圈圈了嗎？它們叫「三半規管」，彼此互相垂直，所以可以感受「上下」、「左右」、「前後」三個方向的變化。

三半規管

聽神經

外耳道

鼓膜

外耳

中耳

內耳

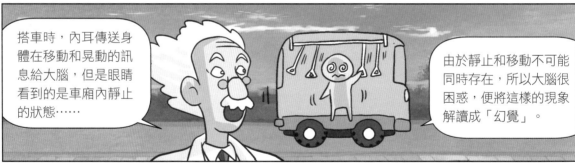

搭車時，內耳傳送身體在移動和晃動的訊息給大腦，但是眼睛看到的是車廂內靜止的狀態……

由於靜止和移動不可能同時存在，所以大腦很困惑，便將這樣的現象解讀成「幻覺」。

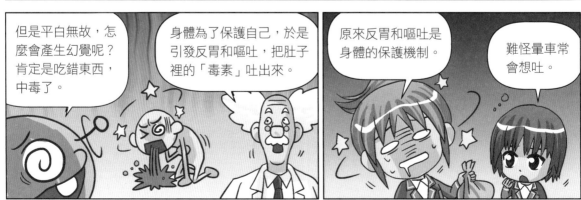

但是平白無故，怎麼會產生幻覺呢？肯定是吃錯東西，中毒了。

身體為了保護自己，於是引發反胃和嘔吐，把肚子裡的「毒素」吐出來。

原來反胃和嘔吐是身體的保護機制。

難怪暈車常會想吐。

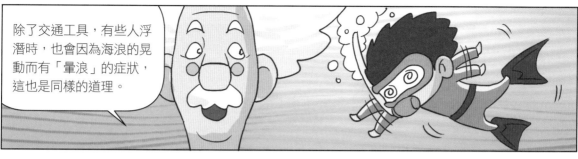

除了交通工具，有些人浮潛時，也會因為海浪的晃動而有「暈浪」的症狀，這也是同樣的道理。

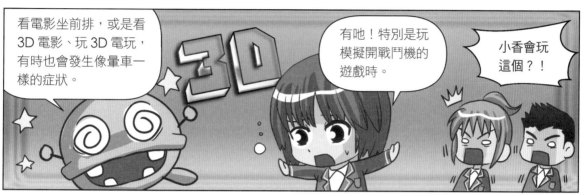

看電影坐前排，或是看 3D 電影、玩 3D 電玩，有時也會發生像暈車一樣的症狀。

有地！特別是玩模擬開戰鬥機的遊戲時。

小香會玩這個？！

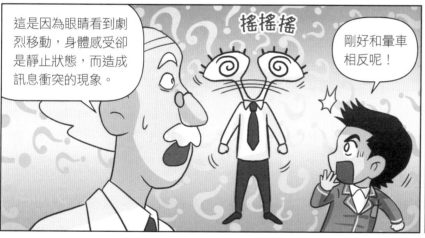

這是因為眼睛看到劇烈移動，身體感受卻是靜止狀態，而造成訊息衝突的現象。

搖搖搖

剛好和暈車相反呢！

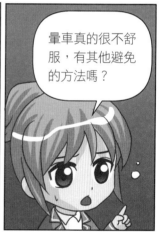

暈車真的很不舒服，有其他避免的方法嗎？

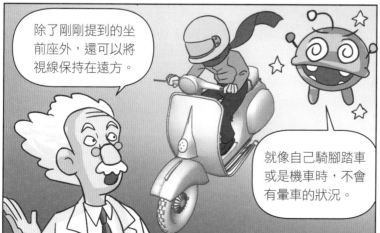

除了剛剛提到的坐前座外，還可以將視線保持在遠方。

就像自己騎腳踏車或是機車時，不會有暈車的狀況。

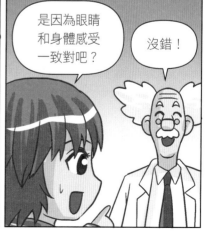

是因為眼睛和身體感受一致對吧？

沒錯！

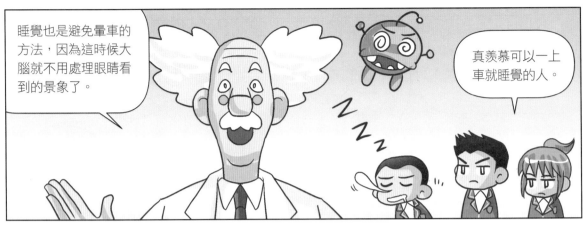

睡覺也是避免暈車的方法，因為這時候大腦就不用處理眼睛看到的景象了。

真羨慕可以一上車就睡覺的人。

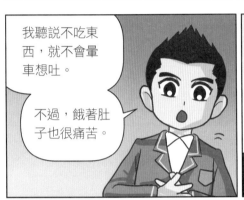

我聽說不吃東西，就不會暈車想吐。

不過，餓著肚子也很痛苦。

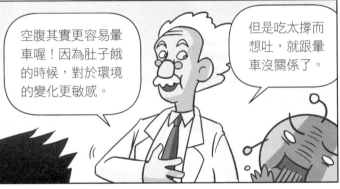

空腹其實更容易暈車喔！因為肚子餓的時候，對於環境的變化更敏感。

但是吃太撐而想吐，就跟暈車沒關係了。

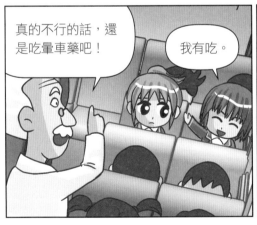

真的不行的話，還是吃暈車藥吧！

我有吃。

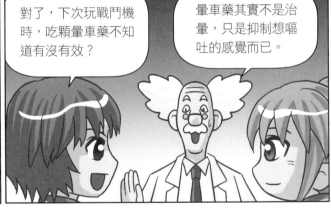

對了，下次玩戰鬥機時，吃顆暈車藥不知道有沒有效？

暈車藥其實不是治暈，只是抑制想嘔吐的感覺而已。

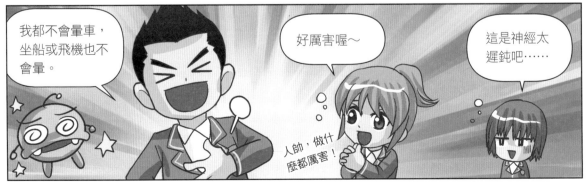

我都不會暈車，坐船或飛機也不會暈。

好厲害喔～

人帥，做什麼都厲害！

這是神經太遲鈍吧……

70

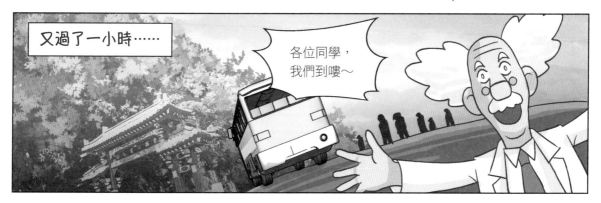

又過了一小時……

各位同學，我們到嘍～

咦？

你……你們怎麼都暈車了？

就連我也……

哇！這裡就是太魯閣國家公園？好棒呀！

生龍活虎

精神抖擻

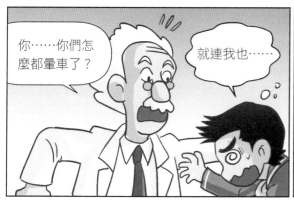

對付暈車的最好方法，果然是睡死……

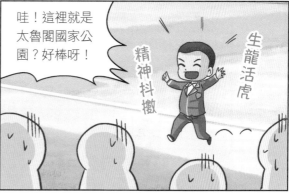

大家快來呀！

難得出來玩～大家怎麼都沒精神？

我們到那邊看看啦！

當內耳出了問題……

　　耳朵讓我們聽見聲音，也負責感測身體的移動、維持身體平衡。人的耳朵由外而內可分為外耳、中耳和內耳三部分。外耳和中耳負責收集聲波、放大聲波，內耳由耳蝸和前庭系統構成，裡面充滿了淋巴液。耳蝸呈螺旋狀，是聽覺受器，可接收聲波，轉換成神經訊號，透過神經傳到大腦，讓我們聽見聲音。前庭系統是感覺平衡的受器，包括兩個耳石器和三個半規管：耳石器可感測頭部的傾斜，以及水平或垂直方向的速度變化，像是乘坐往前開的汽車或是往上的電梯等等；三個互相垂直的半規管則可感測頭部的旋轉運動。

　　暈車、暈船、暈機等動暈症，就是內耳感測到的移動與速度變化，與眼睛看到的影像不一致而引起的。除此之外，內耳如果有問題，還會出現「眩暈」症狀：發作時，身體沒動卻覺得周圍環境在轉動，甚至會噁心、嘔吐。

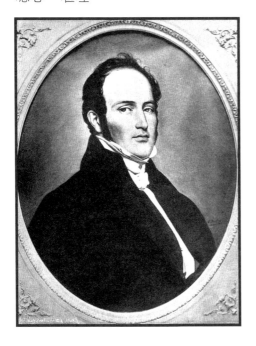

　　以前的人認為這種疾病是腦部病變所造成，而最早提出眩暈症狀與內耳有關的，是法國醫師梅尼爾（Prosper Ménière）。

梅尼爾氏症

　　200多年前，梅尼爾出生於法國西部的昂熱，由於他家境富裕，自小受到良好的教育。17歲時，梅尼爾進入昂熱大學醫學院預備學校就讀，成績優異，並

於 1828 年取得醫師學位。梅尼爾的興趣很廣泛，除了醫學、外科手術、解剖學等相關學科非常出色之外，對於植物學也有濃厚的興趣。1838 年，39 歲的梅尼爾擔任巴黎聾啞研究所所長，開啟了他對於耳部疾病的興趣。

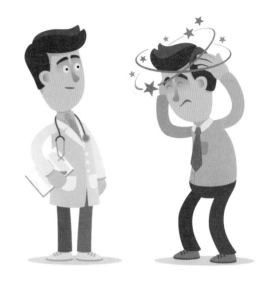

梅尼爾是一位觀察敏銳的外科醫師，1861 年，他在一篇論文中描述了一種疾病：病患會反覆發作眩暈、耳鳴、嘔吐，並且伴隨聽力喪失等症狀。藉由觀察病患與解剖屍體，梅尼爾認為眩暈、嘔吐是內耳損傷造成的。當時，大家還不知道內耳除了聽覺之外，也與身體平衡有關，梅尼爾獨排眾議，率先提出眩暈是由於內耳而不是腦部病變引起的症狀，後來醫生用「梅尼爾氏症」指稱這種疾病，沿用至今。令人惋惜的是，論文發表後隔年，梅尼爾就因肺炎去世，享年 62 歲。

直到 1938 年，醫生才證實「梅尼爾氏症」與內耳的淋巴液過多有關——內耳的淋巴液分泌過多或無法順利排出，影響平衡或聽力功能。但是目前還不清楚淋巴液異常的原因，也還無法治癒梅尼爾氏症，只能透過藥物緩和或控制眩暈、耳鳴、嘔吐等症狀，如果藥物治療不理想，可考慮手術治療。

梅尼爾醫師提出這個病症至今 100 多年了，我們對於這個內耳病變還不是很了解，需要更多的研究與突破，才能幫助那些受到眩暈和聽力減退之苦的人。或許未來你可以貢獻一己之力！

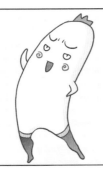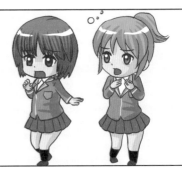

鐵腿一日遊

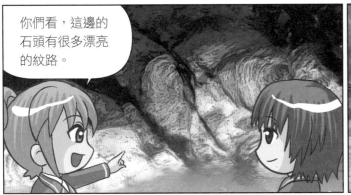

快看，這裡好高啊！

水好清澈！

你們看，這邊的石頭有很多漂亮的紋路。

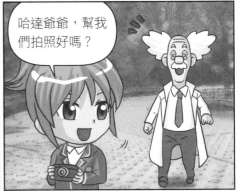

哈達爺爺，幫我們拍照好嗎？

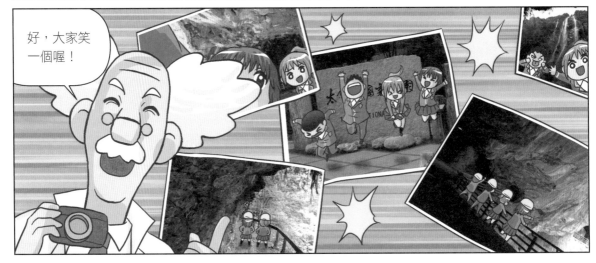

好，大家笑一個喔！

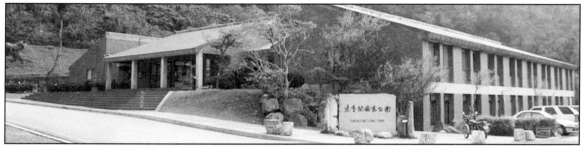

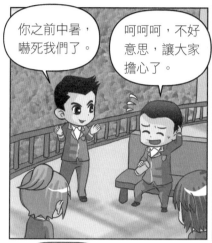

你之前中暑，嚇死我們了。

呵呵呵，不好意思，讓大家擔心了。

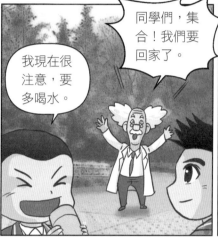

我現在很注意，要多喝水。

同學們，集合！我們要回家了。

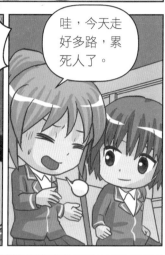

哇，今天走好多路，累死人了。

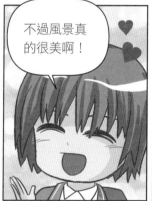

不過風景真的很美啊！

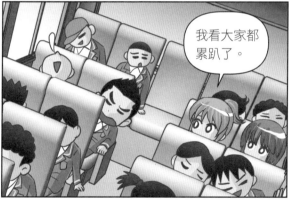

我看大家都累趴了。

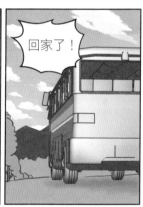

回家了！

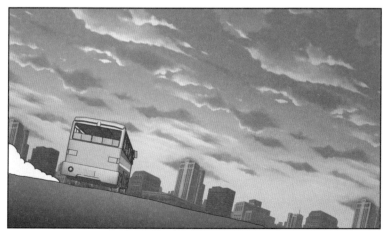

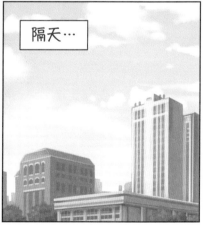

隔天…

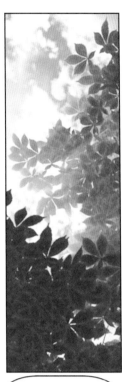

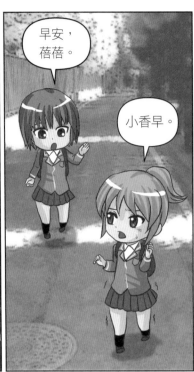

早安，
蓓蓓。

小香早。

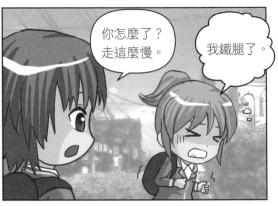

你怎麼了？
走這麼慢。

我鐵腿了。

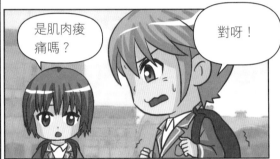

是肌肉痠
痛嗎？

對呀！

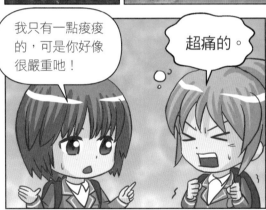

我只有一點痠痠
的，可是你好像
很嚴重吔！

超痛的。

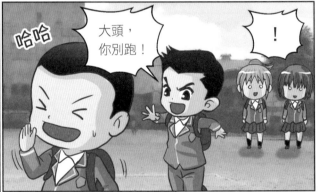

哈哈

大頭，
你別跑！

！

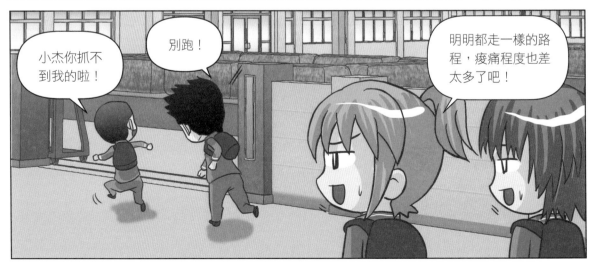

小杰你抓不
到我的啦！

別跑！

明明都走一樣的路
程，痠痛程度也差
太多了吧！

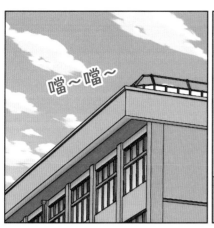
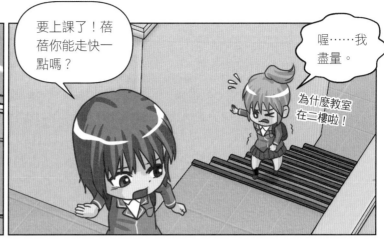

嗒～嗒～

要上課了！蓓蓓你能走快一點嗎？

喔……我盡量。

為什麼教室在二樓啦！

放學後……

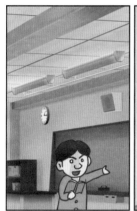

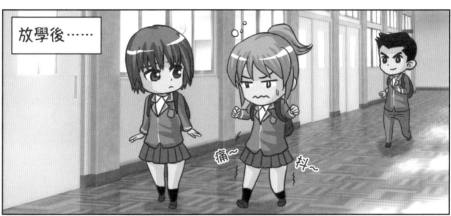

痛～

抖～

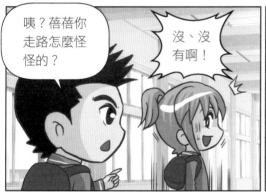

咦？蓓蓓你走路怎麼怪怪的？

沒、沒有啊！

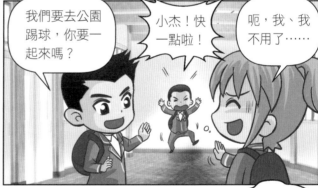

我們要去公園踢球，你要一起來嗎？

小杰！快一點啦！

呃，我、我不用了……

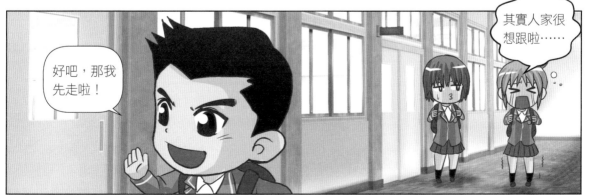

好吧，那我先走啦！

其實人家很想跟啦……

77

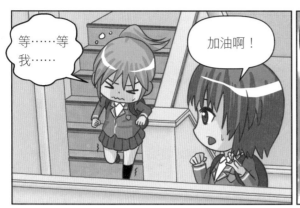

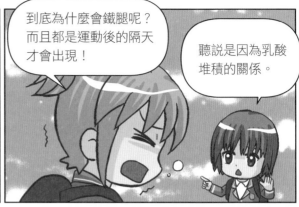

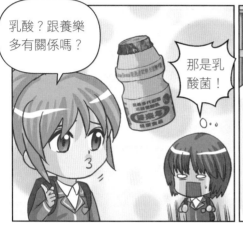

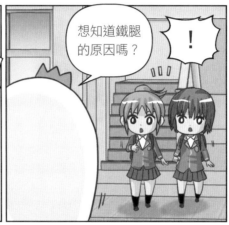

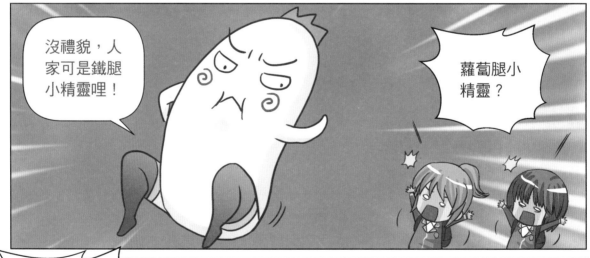

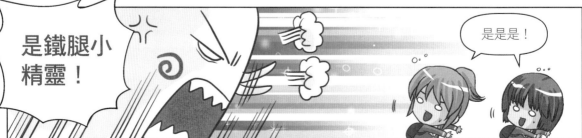

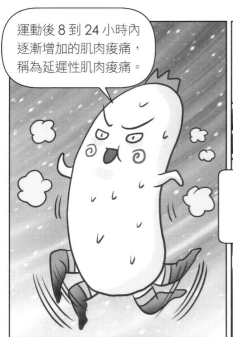

運動後 8 到 24 小時內逐漸增加的肌肉痠痛，稱為延遲性肌肉痠痛。

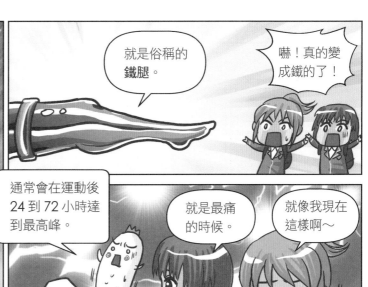

就是俗稱的**鐵腿**。

嚇！真的變成鐵的了！

通常會在運動後 24 到 72 小時達到最高峰。

就是最痛的時候。

就像我現在這樣啊～

僵

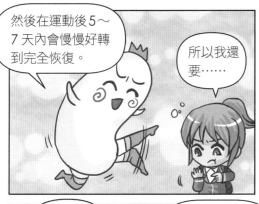

然後在運動後 5～7 天內會慢慢好轉到完全恢復。

所以我還要……

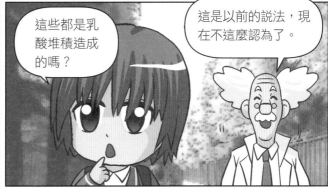

這些都是乳酸堆積造成的嗎？

這是以前的說法，現在不這麼認為了。

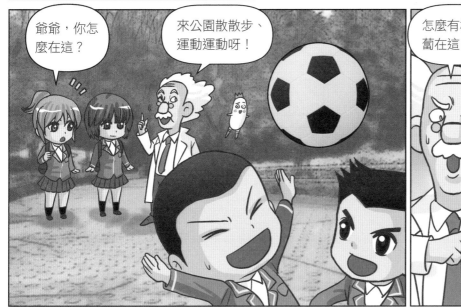

爺爺，你怎麼在這？

來公園散散步、運動運動呀！

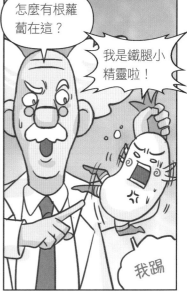

怎麼有根蘿蔔在這？

我是鐵腿小精靈啦！

我踢

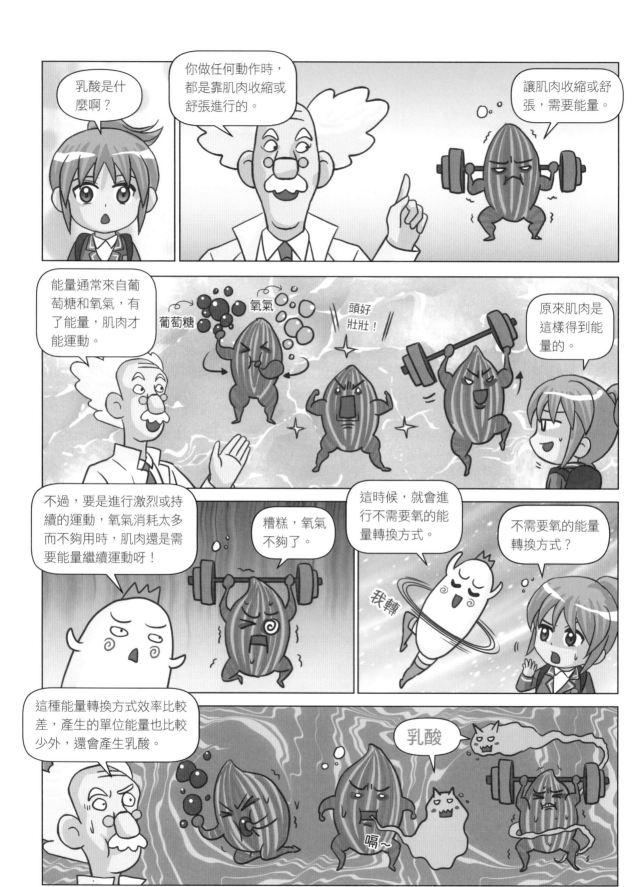

80

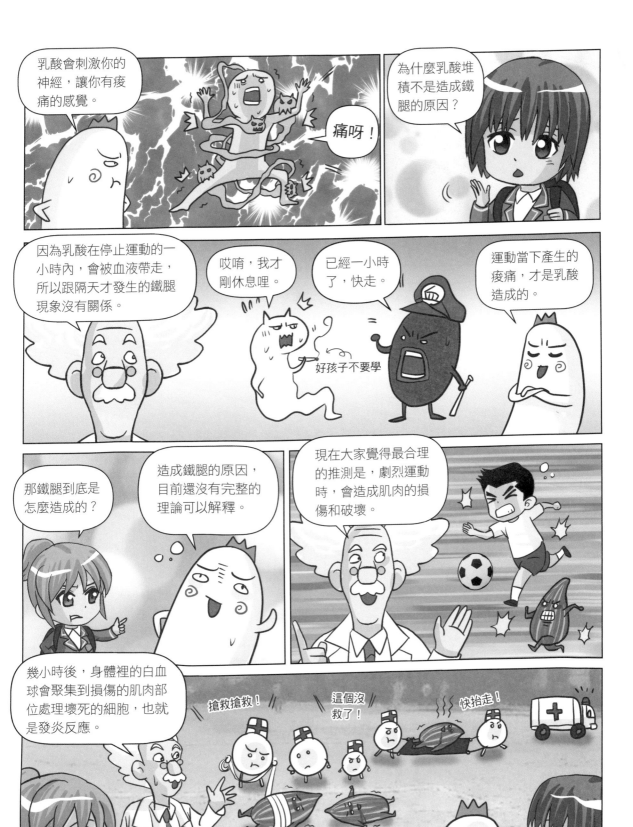

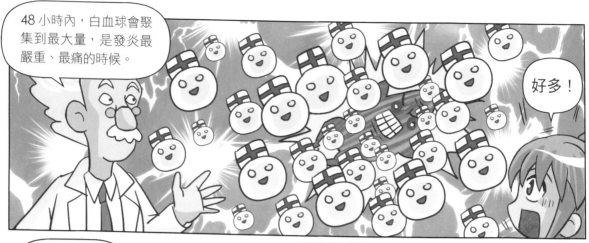

48 小時內，白血球會聚集到最大量，是發炎最嚴重、最痛的時候。

好多！

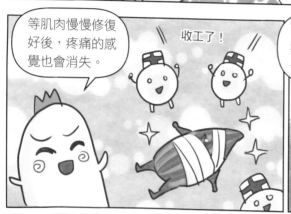

等肌肉慢慢修復好後，疼痛的感覺也會消失。

收工了！

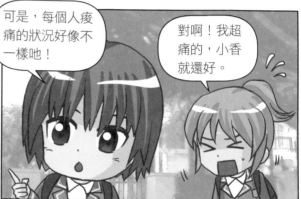

可是，每個人痠痛的狀況好像不一樣吧！

對啊！我超痛的，小香就還好。

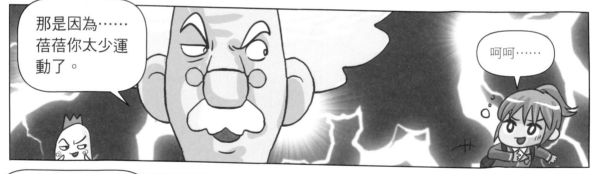

那是因為……蓓蓓你太少運動了。

呵呵……

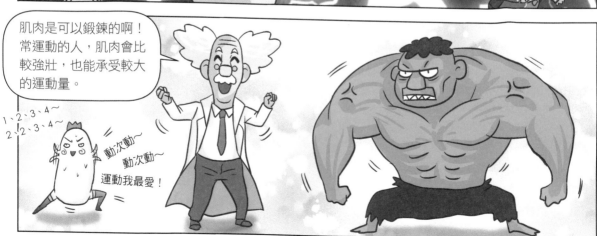

肌肉是可以鍛鍊的啊！常運動的人，肌肉會比較強壯，也能承受較大的運動量。

1、2、3、4～
2、2、3、4～

動次動～
動次動～
運動我最愛！

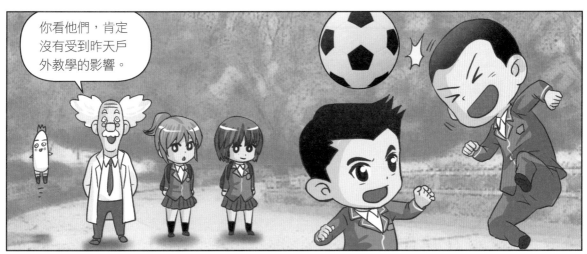

你看他們，肯定沒有受到昨天戶外教學的影響。

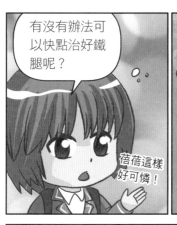

有沒有辦法可以快點治好鐵腿呢？

蓓蓓這樣好可憐！

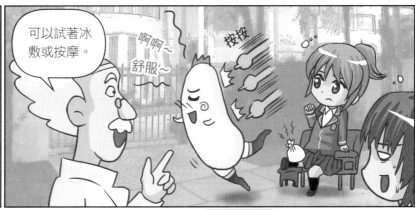

可以試著冰敷或按摩。

啊啊～舒服～

按按

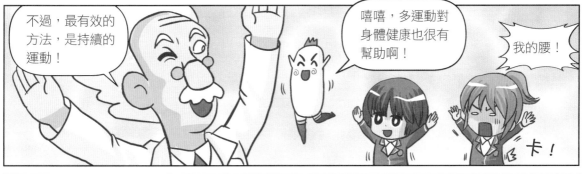

不過，最有效的方法，是持續的運動！

嘻嘻，多運動對身體健康也很有幫助啊！

我的腰！

卡！

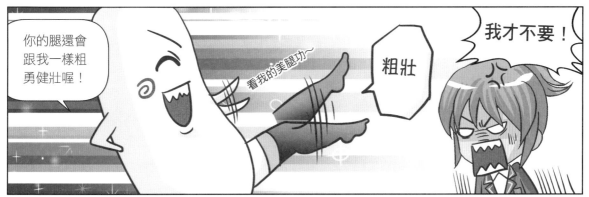

你的腿還會跟我一樣粗勇健壯喔！

看我的美腿功～

粗壯

我才不要！

83

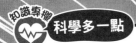

人體的肌肉

　　走路、舉手、坐下、拿東西、跑步、說話、呼吸、吃東西、消化食物……做任何動作都需要肌肉。人體的肌肉主要由水和蛋白質構成，可分為骨骼肌、平滑肌和心肌三種。骨骼肌是人體最常見的肌肉，大約有 650 條，約占體重的 40％。骨骼肌通常附著在骨頭上，藉由收縮牽引所附著的骨頭而做出各種動作。

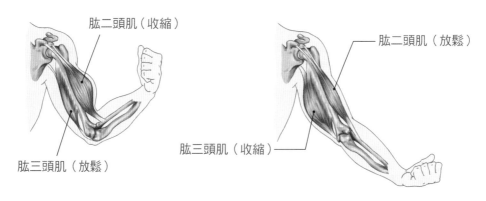

肱二頭肌（收縮）

肱二頭肌（放鬆）

肱三頭肌（收縮）

肱三頭肌（放鬆）

　　舉例來說，肱二頭肌位於上臂，一端接著肩胛骨，一端接在前臂的骨頭上，這條肌肉收縮時，會拉動前臂的骨頭而讓前臂抬起來。這時候，上臂鼓起來的那塊肌肉就是肱二頭肌。事實上，前臂抬起來、手肘彎曲這個動作，除了肱二頭肌之外，還需要另一條肌肉——肱三頭肌一起作用。肱三頭肌位於上臂的後側，也是一端接著肩胛骨、一端接在前臂的骨頭上。因此，前臂抬起來是靠肱二頭肌收縮、肱三頭肌放鬆，兩條肌肉互相配合而完成的。

　　四肢和軀幹的肌肉搭配骨頭，讓我們做出各種姿勢、動作和移動，臉部的肌肉則讓我們有表情，表達情緒。我們的臉上有 43 條肌肉，這個部位的肌肉一端接在頭骨的骨頭上，一端接著皮膚，肌肉收縮會拉動皮膚，讓我們皺眉、嘴角上揚或下垂，展現喜怒哀樂各種表情。

無法控制的肌肉

　　骨骼肌可受我們的意志控制而做出各種動作，屬於「隨意肌」。平滑肌和心肌不受意志控制，屬於「不隨意肌」。平滑肌的彈性比骨骼肌好，是構成血管、氣管、食道、胃、腸、膀胱、尿道等管壁的肌肉，不與骨頭相連，而是彼此互相連接，形成管狀構造。以胃來說，胃壁的平滑肌收縮，可擠壓、搓碎胃裡的食物，並讓食物與胃液充分混合，進行消化；而膀胱壁的平滑肌收縮，能把尿液排出。眼睛的虹膜也有平滑肌，可控制瞳孔的大小，調節進入眼睛的光線量，例如光線很強時，虹膜的平滑肌就會收縮，使瞳孔縮小、保護眼睛。

　　心肌是構成心臟的肌肉，能規律的收縮、舒張，將血液從心臟輸送到身體各個部位。心肌非常強壯，能持續不斷的收縮，以每分鐘跳動 70 下來計算，心臟一天跳動大約十萬下，直到我們死亡為止。

　　肌肉負責維持我們身體的姿勢，讓我們運動，並在體內執行各種機能，肌肉活動產生的熱量還能維持體溫——真是「肌」不可失啊！

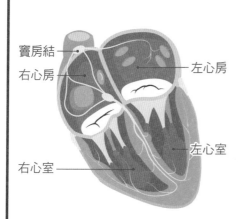

寶房結
右心房
左心房
左心室
右心室

心臟怎麼跳動？

我們的心臟跟拳頭差不多大，是一個中空的器官，分成右心房、左心房、右心室、左心室四個腔室。右心房上方的內壁有一個組織叫「寶房結」，能發出電信號，促使心肌收縮。信號從右心房發出，引發右心房和左心房同步收縮，將血液擠壓到心室中，接著心室收縮，將血液擠送到動脈。

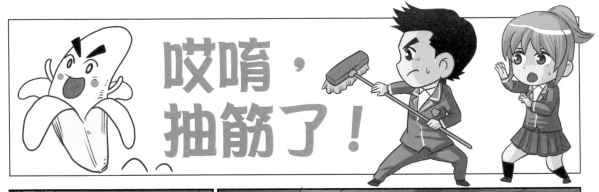

哎唷，抽筋了！

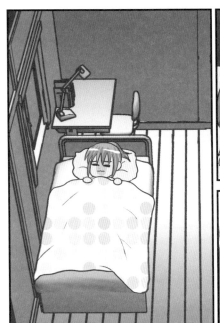

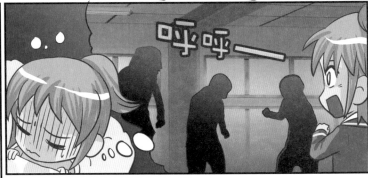

小香……
大頭？

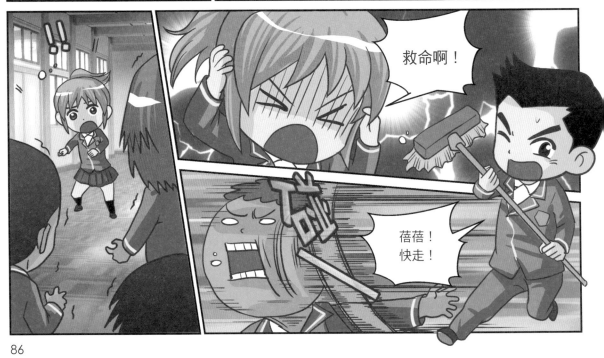

救命啊！

蓓蓓！
快走！

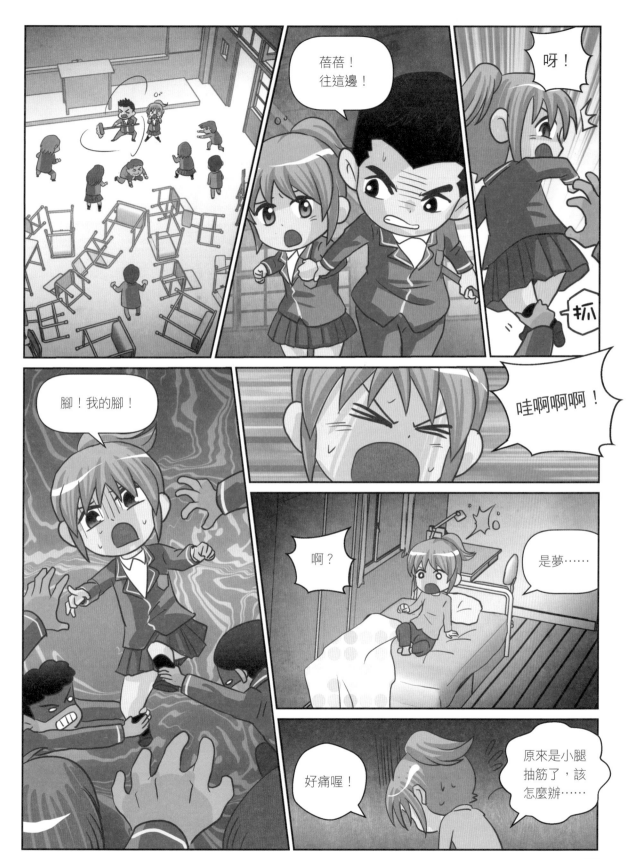

87

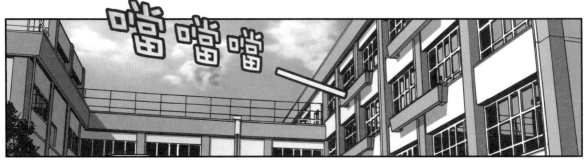

嗡 嗡 嗡

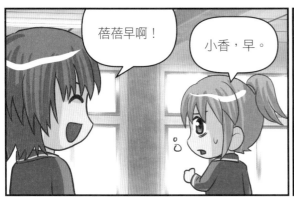

蓓蓓早啊！

小香，早。

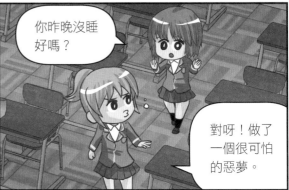

你昨晚沒睡好嗎？

對呀！做了一個很可怕的惡夢。

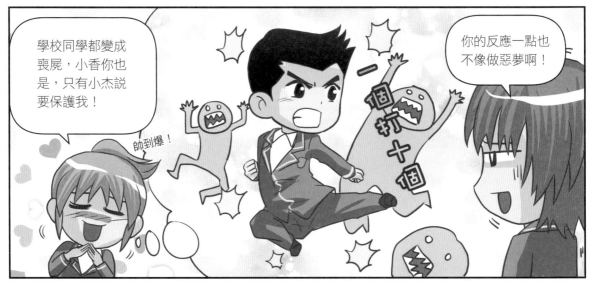

學校同學都變成喪屍，小香你也是，只有小杰說要保護我！

帥到爆！

一個打十個

你的反應一點也不像做惡夢啊！

後來我被喪屍抓住腳嚇醒，小腿也抽筋了。

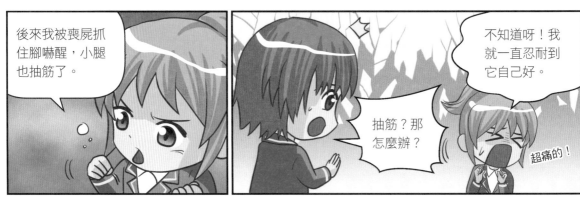

不知道呀！我就一直忍耐到它自己好。

抽筋？那怎麼辦？

超痛的！

88

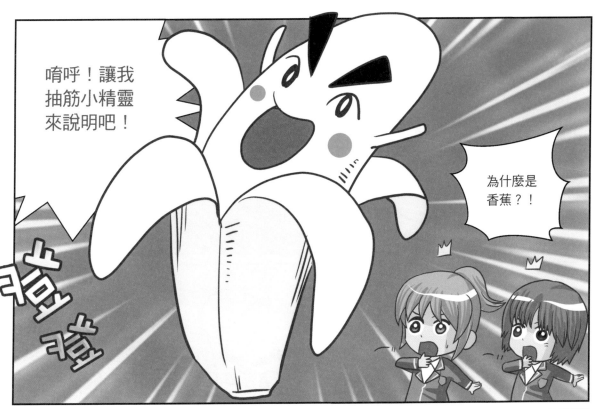

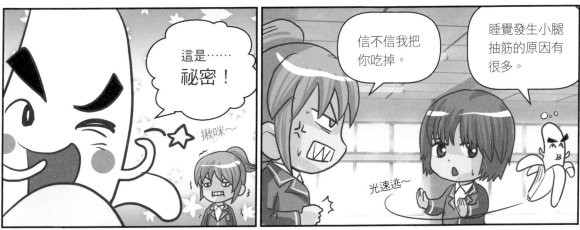

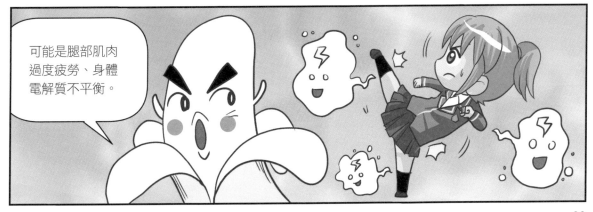

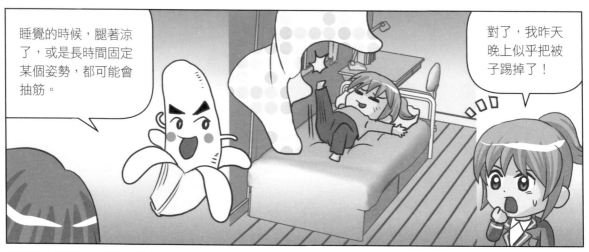

睡覺的時候，腿著涼了，或是長時間固定某個姿勢，都可能會抽筋。

對了，我昨天晚上似乎把被子踢掉了！

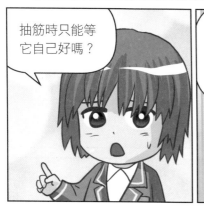

抽筋時只能等它自己好嗎？

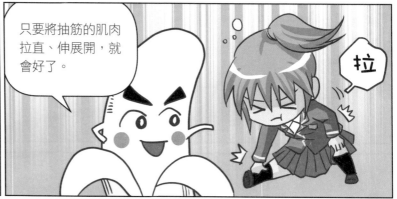

只要將抽筋的肌肉拉直、伸展開，就會好了。

拉

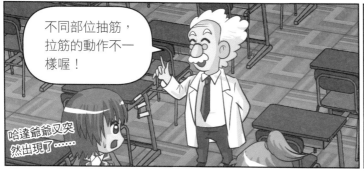

不同部位抽筋，拉筋的動作不一樣喔！

哈達爺爺又突然出現了……

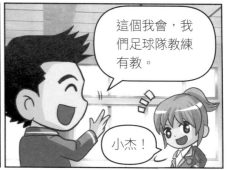

這個我會，我們足球隊教練有教。

小杰！

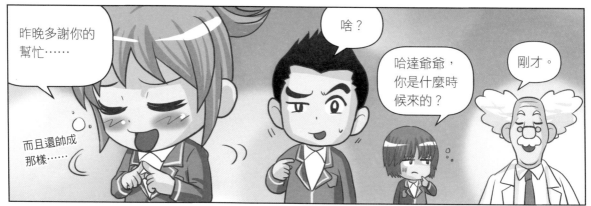

昨晚多謝你的幫忙……

而且還帥成那樣……

啥？

哈達爺爺，你是什麼時候來的？

剛才。

90

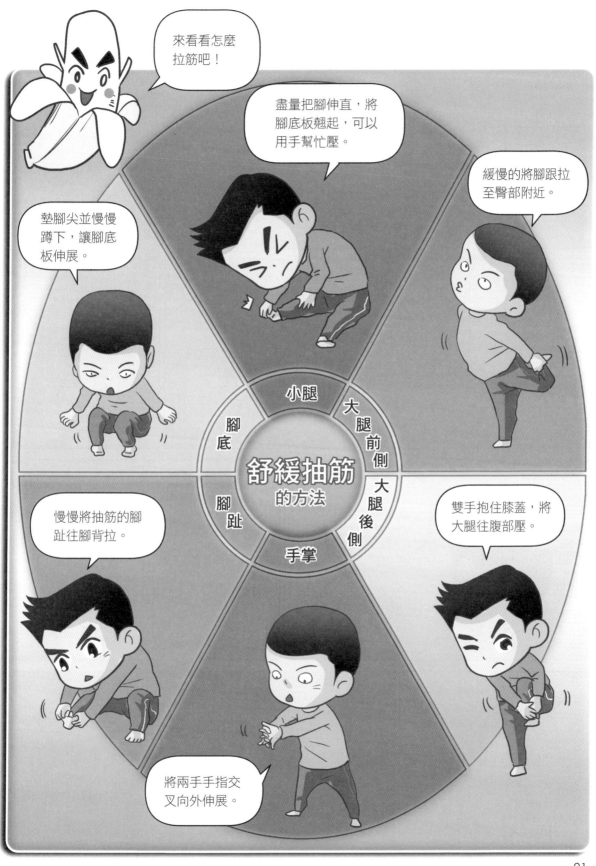

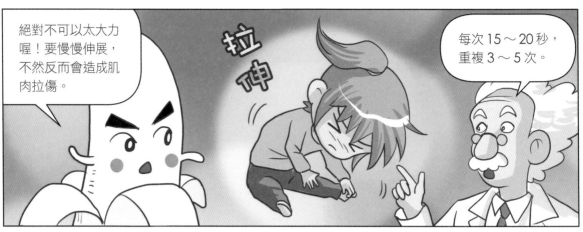

絕對不可以太大力喔！要慢慢伸展，不然反而會造成肌肉拉傷。

每次 15～20 秒，重複 3～5 次。

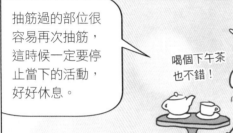

抽筋過的部位很容易再次抽筋，這時候一定要停止當下的活動，好好休息。

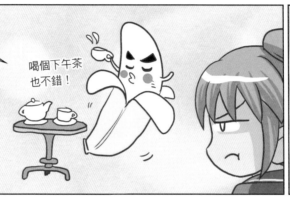

喝個下午茶也不錯！

可是，這些動作在水裡沒辦法做吧？

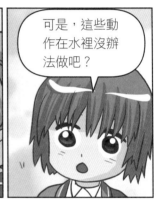

沒錯沒錯，游泳時抽筋的話會溺水吡！

要是踩不到底……就太可怕了！

會溺死！

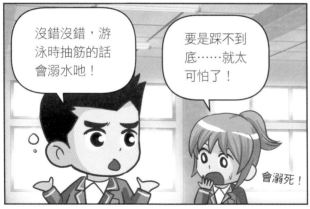

可以踩到池底的話，用單腳跳到岸邊，上岸拉筋休息。

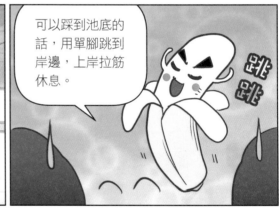

如果踩不到池底的話，那就要運用「水母漂」了。

呵呵，你們應該都會吧？

水・母・漂？

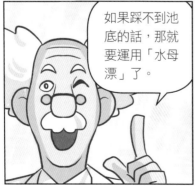

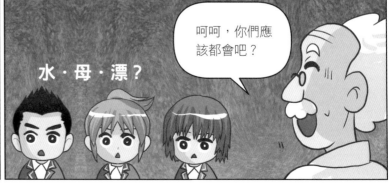

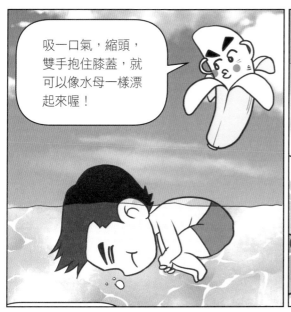

吸一口氣，縮頭，雙手抱住膝蓋，就可以像水母一樣漂起來喔！

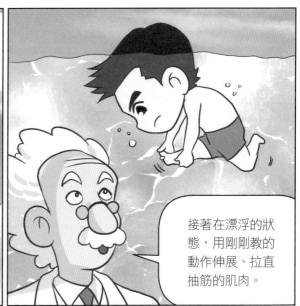

接著在漂浮的狀態，用剛剛教的動作伸展、拉直抽筋的肌肉。

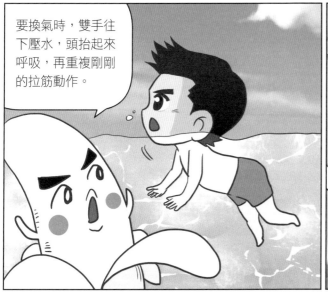

要換氣時，雙手往下壓水，頭抬起來呼吸，再重複剛剛的拉筋動作。

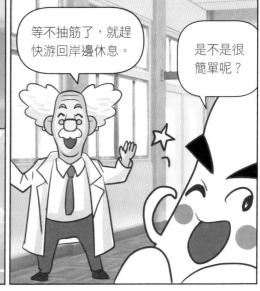

等不抽筋了，就趕快游回岸邊休息。

是不是很簡單呢？

下次遇到抽筋，大家應該可以冷靜自救了吧？

我們沒問題！

我……我沒把握……

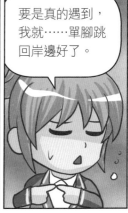

要是真的遇到，我就……單腳跳回岸邊好了。

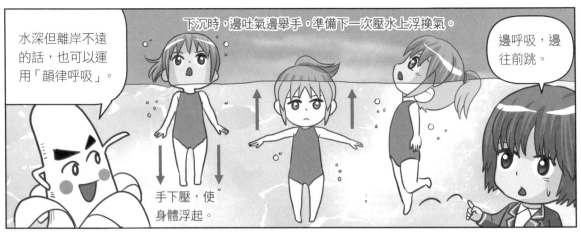

水深但離岸不遠的話，也可以運用「韻律呼吸」。

下沉時，邊吐氣邊舉手，準備下一次壓水上浮換氣。

手下壓，使身體浮起。

邊呼吸，邊往前跳。

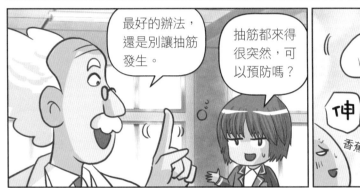

最好的辦法，還是別讓抽筋發生。

抽筋都來得很突然，可以預防嗎？

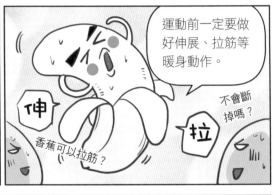

運動前一定要做好伸展、拉筋等暖身動作。

不會斷掉嗎？

伸

拉

香蕉可以拉筋？

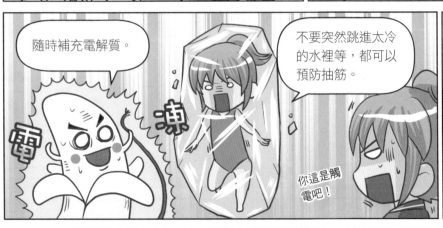

隨時補充電解質。

電

不要突然跳進太冷的水裡等，都可以預防抽筋。

凍

你這是觸電吧！

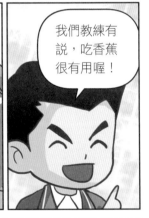

我們教練有說，吃香蕉很有用喔！

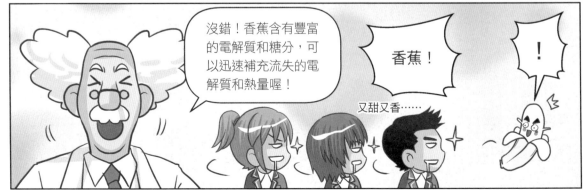

沒錯！香蕉含有豐富的電解質和糖分，可以迅速補充流失的電解質和熱量喔！

香蕉！

！

又甜又香……

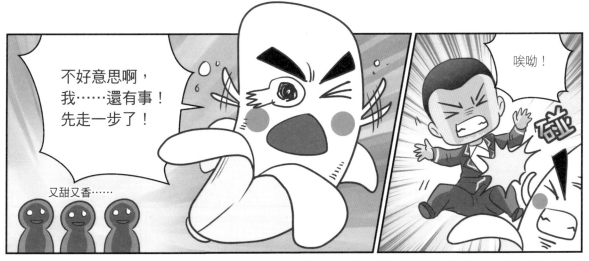

不好意思啊，我……還有事！先走一步了！

又甜又香……

唉呦！

碰

果然發生很不好的事了！

大頭怎麼了？

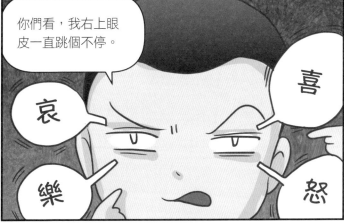

你們看，我右上眼皮一直跳個不停。

哀

樂

喜

怒

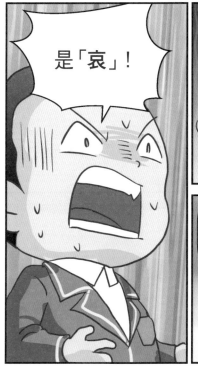

是「哀」！

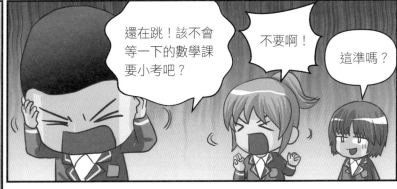

還在跳！該不會等一下的數學課要小考吧？

不要啊！

這準嗎？

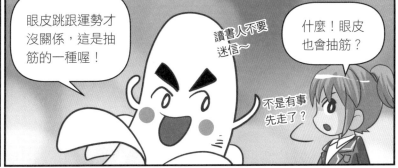

眼皮跳跟運勢才沒關係，這是抽筋的一種喔！

讀書人不要迷信～

什麼！眼皮也會抽筋？

不是有事先走了？

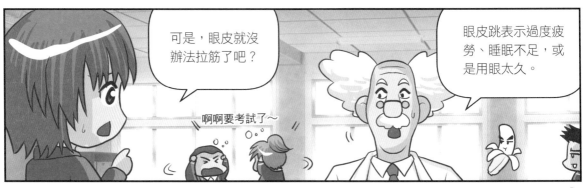

可是，眼皮就沒辦法拉筋了吧？

眼皮跳表示過度疲勞、睡眠不足，或是用眼太久。

啊啊要考試了～

這時候讓眼睛休息一下，通常幾分鐘後就會停止了。

但是如果眼皮久跳不停，有可能是神經系統的問題，要趕快去找醫生檢查。

怎麼辦～怎麼辦～

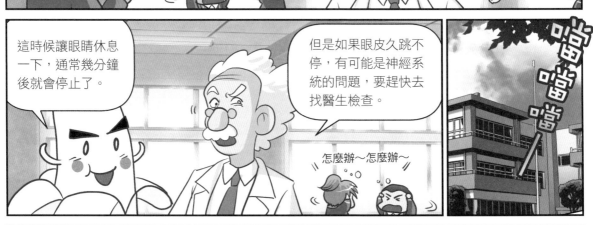

同學們，我們這節課來個臨時抽考吧！

看看你們回家有沒有好好複習。

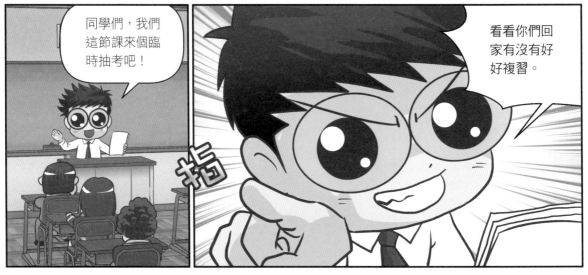

天哪～

啊～～～

不要啦～

就說吧！眼皮跳明明就很準！

都怪你這個烏鴉嘴啦！

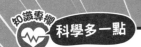
小心，別受傷！

　　運動時除了會抽筋，還可能發生拉傷、扭傷、脫臼，甚至骨折等傷害，這些運動傷害都跟肌肉、骨骼有關，肌肉與骨骼主要藉由肌腱和韌帶連接在一起，穩定人體的姿勢，讓人體做出各種動作。肌腱是肌肉連接骨頭的構造，肌肉收縮時，由肌腱拉動所附著的骨頭。舉例來說，小腿後側的肌肉以一條很粗的肌腱與腳跟的跟

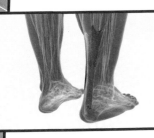

◀小腿的肌肉收縮時，阿基里斯腱（標示紅色）會帶動腳掌向下、腳跟離地，讓我們可以行走、跑步、跳躍。

骨相連，叫做「阿基里斯腱」，是人體最厚、最強壯的肌腱。

　　骨頭與骨頭的連接處，稱為「關節」，有了關節，身體才能靈活的彎曲、伸展、擺動，像是肘關節、膝關節、踝關節等。在關節中把骨頭和骨頭連接起來的構造，就是「韌帶」，能夠穩定關節的活動。

　　肌肉、骨頭、肌腱、韌帶等如果受到劇烈的撞擊、扭轉或拉伸而撕裂，甚至斷裂，就會影響身體的活動。肌肉或肌腱受傷，稱為「拉傷」，

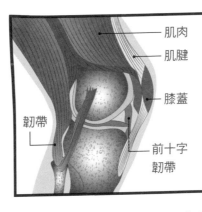

肌肉
肌腱
膝蓋
韌帶
前十字韌帶

◀人體最大的關節就是膝關節，它支撐人的體重以及膝蓋的彎曲和伸直。這個關節靠著前十字韌帶、後十字韌帶、內側副韌帶和外側副韌帶，將大腿和小腿的骨頭連接起來，維持穩定。

關節的韌帶受傷則稱為「扭傷」。另外，骨頭如果位移，脫離了原本的位置，就是「脫臼」；而骨頭裂傷或斷裂，就是「骨折」。

　　無論是哪種傷害，都會讓我們沒辦法正常行動或運動，一定要多多注意，別讓肌肉、骨頭、肌腱、韌帶受傷！

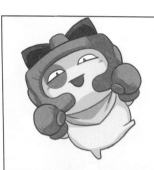

碰撞的印記
瘀青

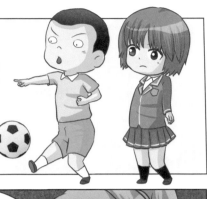

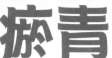

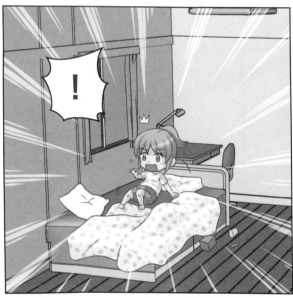

！

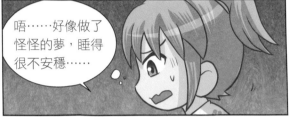

唔……好像做了怪怪的夢，睡得很不安穩……

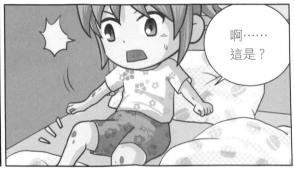

啊……這是？

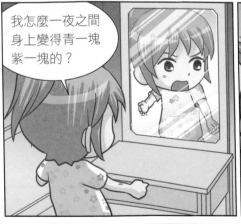

我怎麼一夜之間身上變得青一塊紫一塊的？

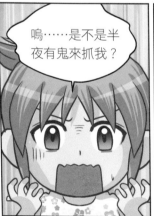

嗚……是不是半夜有鬼來抓我？

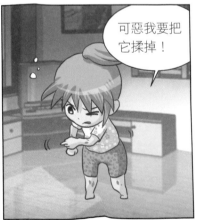

可惡我要把它揉掉！

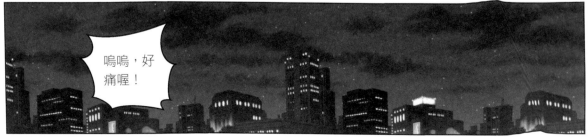

嗚嗚，好痛喔！

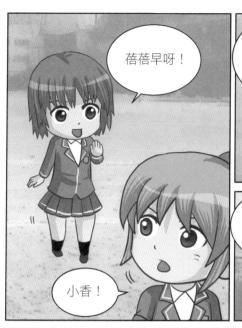
蓓蓓早呀！

小香！

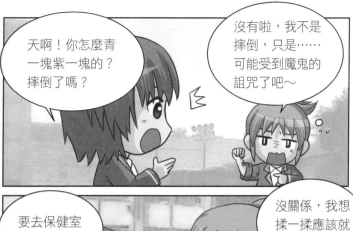
天啊！你怎麼青一塊紫一塊的？摔倒了嗎？

沒有啦，我不是摔倒，只是……可能受到魔鬼的詛咒了吧～

要去保健室看看嗎？

沒關係，我想揉一揉應該就會好了吧！

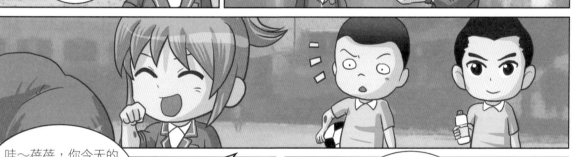

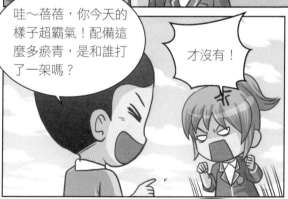
哇～蓓蓓，你今天的樣子超霸氣！配備這麼多瘀青，是和誰打了一架嗎？

才沒有！

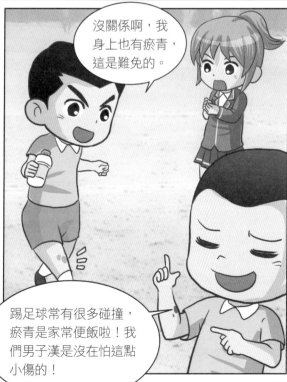
沒關係啊，我身上也有瘀青，這是難免的。

踢足球常有很多碰撞，瘀青是家常便飯啦！我們男子漢是沒在怕這點小傷的！

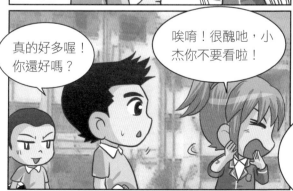
真的好多喔！你還好嗎？

唉唷！很醜吔，小杰你不要看啦！

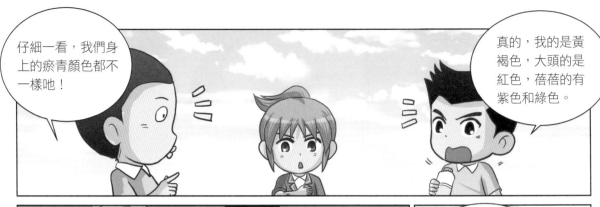

仔細一看，我們身上的瘀青顏色都不一樣吔！

真的，我的是黃褐色，大頭的是紅色，蓓蓓的有紫色和綠色。

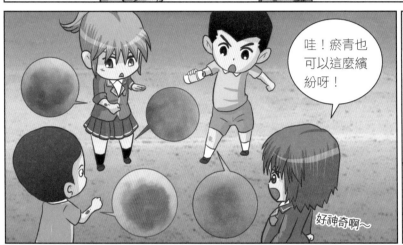

哇！瘀青也可以這麼繽紛呀！

好神奇啊～

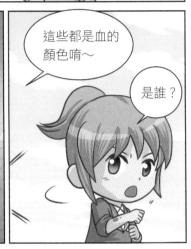

這些都是血的顏色唷～

是誰？

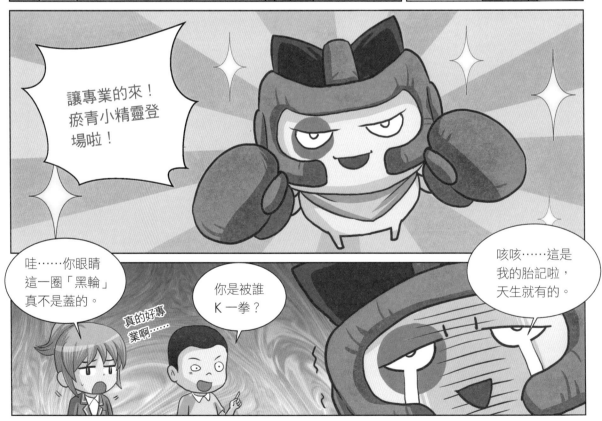

讓專業的來！瘀青小精靈登場啦！

咳咳……這是我的胎記啦，天生就有的。

哇……你眼睛這一圈「黑輪」真不是蓋的。

真的好專業啊……

你是被誰K一拳？

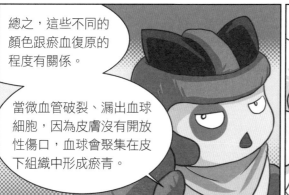

總之，這些不同的顏色跟瘀血復原的程度有關係。

當微血管破裂、漏出血球細胞，因為皮膚沒有開放性傷口，血球會聚集在皮下組織中形成瘀青。

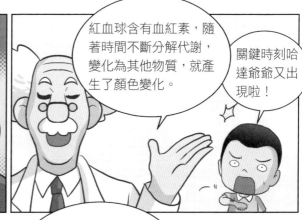

紅血球含有血紅素，隨著時間不斷分解代謝，變化為其他物質，就產生了顏色變化。

關鍵時刻哈達爺爺又出現啦！

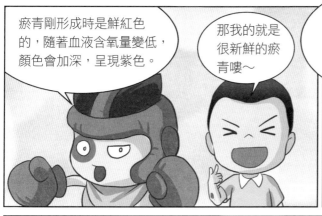

瘀青剛形成時是鮮紅色的，隨著血液含氧量變低，顏色會加深，呈現紫色。

那我的就是很新鮮的瘀青嘍～

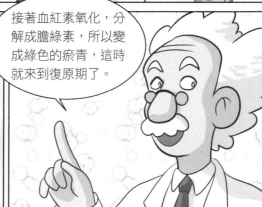

接著血紅素氧化，分解成膽綠素，所以變成綠色的瘀青，這時就來到復原期了。

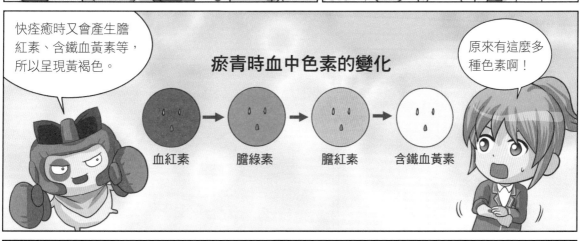

快痊癒時又會產生膽紅素、含鐵血黃素等，所以呈現黃褐色。

原來有這麼多種色素啊！

瘀青時血中色素的變化

血紅素 → 膽綠素 → 膽紅素 → 含鐵血黃素

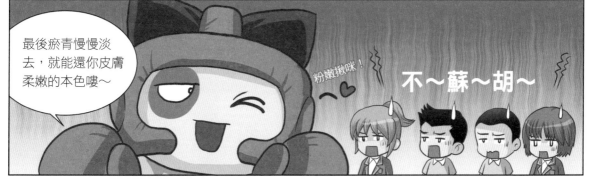

最後瘀青慢慢淡去，就能還你皮膚柔嫩的本色嘍～

粉嫩揪咪！

不～蘇～胡～

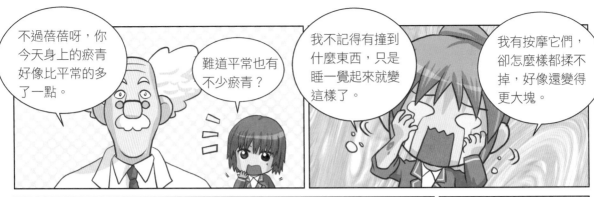

不過蓓蓓呀，你今天身上的瘀青好像比平常的多了一點。

難道平常也有不少瘀青？

我不記得有撞到什麼東西，只是睡一覺起來就變這樣了。

我有按摩它們，卻怎麼樣都揉不掉，好像還變得更大塊。

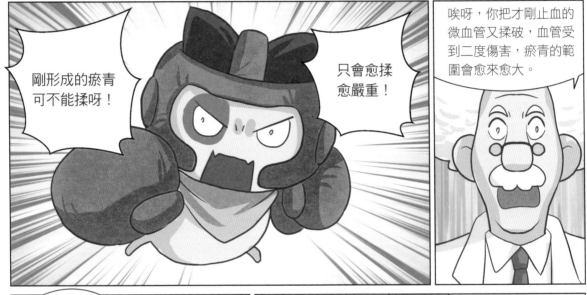

剛形成的瘀青可不能揉呀！

只會愈揉愈嚴重！

唉呀，你把才剛止血的微血管又揉破，血管受到二度傷害，瘀青的範圍會愈來愈大。

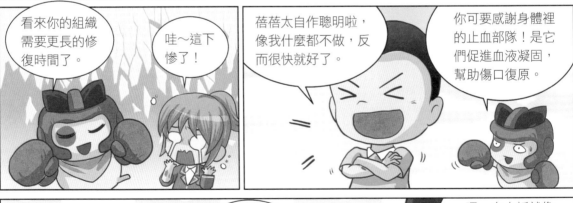

看來你的組織需要更長的修復時間了。

哇～這下慘了！

蓓蓓太自作聰明啦，像我什麼都不做，反而很快就好了。

你可要感謝身體裡的止血部隊！是它們促進血液凝固，幫助傷口復原。

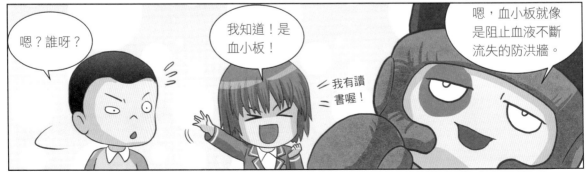

嗯？誰呀？

我知道！是血小板！

我有讀書喔！

嗯，血小板就像是阻止血液不斷流失的防洪牆。

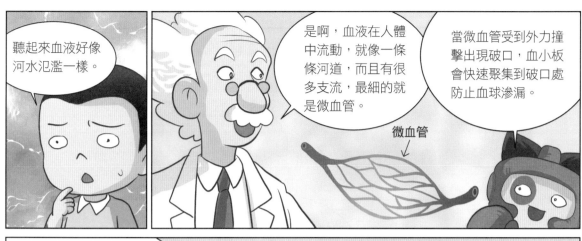

聽起來血液好像河水氾濫一樣。

是啊,血液在人體中流動,就像一條條河道,而且有很多支流,最細的就是微血管。

微血管

當微血管受到外力撞擊出現破口,血小板會快速聚集到破口處防止血球滲漏。

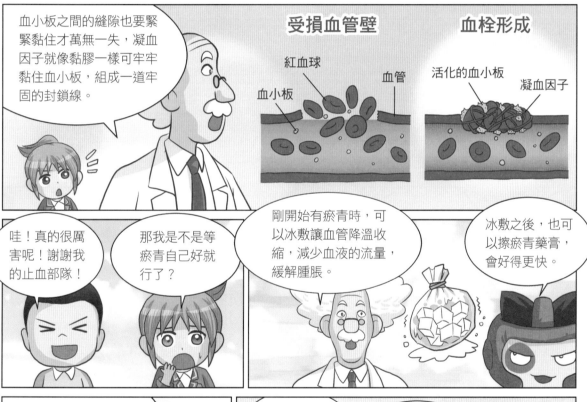

血小板之間的縫隙也要緊緊黏住才萬無一失,凝血因子就像黏膠一樣可牢牢黏住血小板,組成一道牢固的封鎖線。

受損血管壁

紅血球
血小板
血管

血栓形成

活化的血小板
凝血因子

哇!真的很厲害呢!謝謝我的止血部隊!

那我是不是等瘀青自己好就行了?

剛開始有瘀青時,可以冰敷讓血管降溫收縮,減少血液的流量,緩解腫脹。

冰敷之後,也可以擦瘀青藥膏,會好得更快。

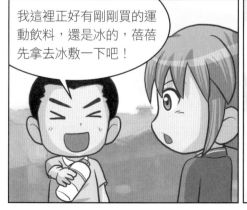

我這裡正好有剛剛買的運動飲料,還是冰的,蓓蓓先拿去冰敷一下吧!

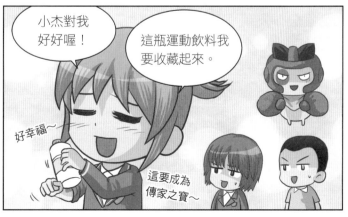

小杰對我好好喔!

這瓶運動飲料我要收藏起來。

好幸福~

這要成為傳家之寶~

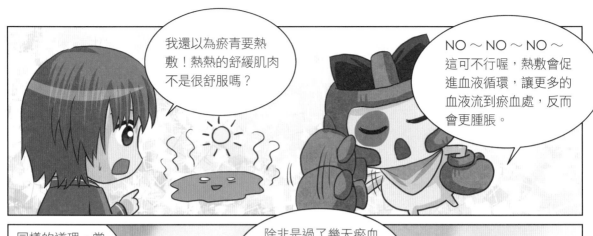

我還以為瘀青要熱敷！熱熱的舒緩肌肉不是很舒服嗎？

NO～NO～NO～這可不行喔，熱敷會促進血液循環，讓更多的血液流到瘀血處，反而會更腫脹。

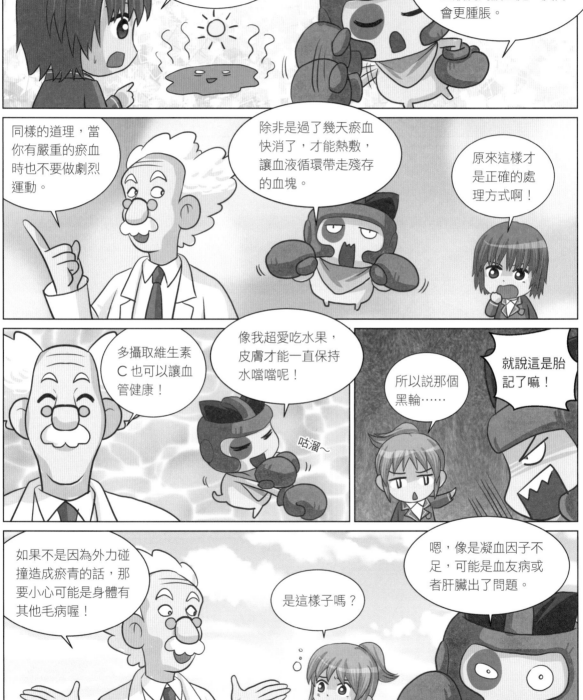

同樣的道理，當你有嚴重的瘀血時也不要做劇烈運動。

除非是過了幾天瘀血快消了，才能熱敷，讓血液循環帶走殘存的血塊。

原來這樣才是正確的處理方式啊！

多攝取維生素C也可以讓血管健康！

像我超愛吃水果，皮膚才能一直保持水噹噹呢！

咕溜～

所以說那個黑輪……

就說這是胎記了嘛！

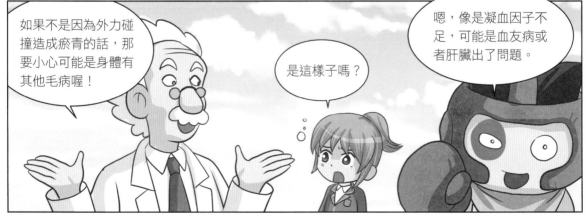

如果不是因為外力碰撞造成瘀青的話，那要小心可能是身體有其他毛病喔！

是這樣子嗎？

嗯，像是凝血因子不足，可能是血友病或者肝臟出了問題。

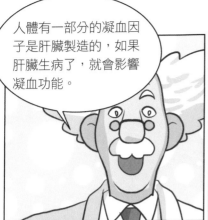

人體有一部分的凝血因子是肝臟製造的，如果肝臟生病了，就會影響凝血功能。

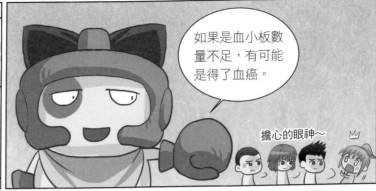

如果是血小板數量不足，有可能是得了血癌。

擔心的眼神～

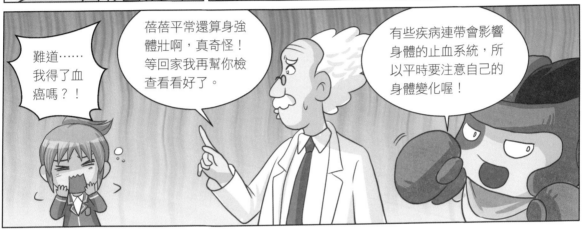

難道……我得了血癌嗎？！

蓓蓓平常還算身強體壯啊，真奇怪！等回家我再幫你檢查看看好了。

有些疾病連帶會影響身體的止血系統，所以平時要注意自己的身體變化喔！

究竟，蓓蓓瘀青的真相為何呢？

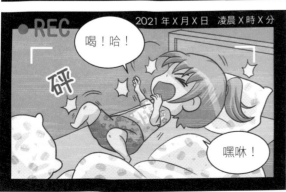

REC　2021 年 X 月 X 日　凌晨 X 時 X 分

碰

哼，你們不要跑……還來！我要吃……

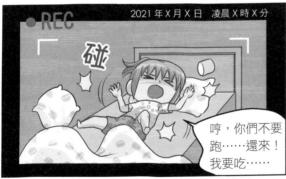

REC　2021 年 X 月 X 日　凌晨 X 時 X 分

喝！哈！

砰

嘿咻！

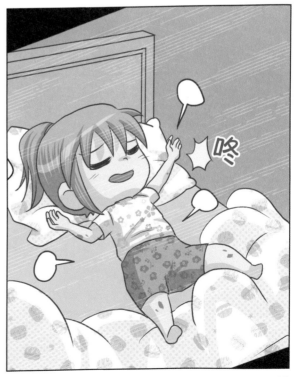

咚

循環全身的血液

現在你知道，瘀青是微血管破裂，流出的血液淤積在皮下組織而形成的。血液由血漿和血球組成，血漿大約占 55％、血球約 45％。血漿是淡黃色的液體，主要成分是水，還有蛋白質、礦物質和激素等。血球懸浮在血漿中，有紅血球、白血球和血小板三種。

紅血球是數量最多的血球，形狀不是球形，而是中間凹陷的圓盤狀。紅血球主要由「血紅蛋白」組成，這種蛋白質分子含有血紅素而讓血液呈紅色，所以受傷時，傷口會流出紅色的血。紅血球利用血紅素在肺部與氧結合，運送到身體各個部位，再將氧釋放出來，供細胞利用。與氧比起來，血紅素更容易跟一氧化碳結合，如果吸入過多一氧化碳，阻礙了氧的運輸，會造成身體缺氧、昏迷，甚至死亡。因此熱水器要安裝在通風良好的地方，才不會因為瓦斯燃燒不完全、產生大量一氧化碳，造成一氧化碳中毒！

白血球有很多種，呈球形或不規則狀。像是嗜中性、嗜酸性、嗜鹼性白血球，還有單核球和淋巴球，有些能吞噬病菌，有些可產生抗體，

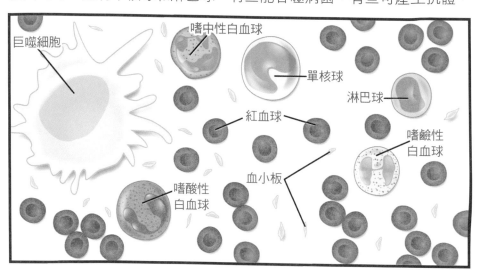

是身體對抗疾病的防衛部隊。

血小板的功能是凝血，防止受傷部位失血過多，除此之外，還能促進組織修復、再生。醫生會利用「高濃度血小板血漿」治療韌帶受傷、肌腱發炎、關節退化等病症：先抽取病人的血液，利用離心機分離出富含血小板的血漿，然後注射到受傷的部位。

血球與血型

紅血球表面有許多不同的「抗原」，也就是會引起免疫反應的物質。血型是依據紅血球表面有沒有 A 或 B 抗原來區分：紅血球表面帶有 A 抗原的，血型為 A 型；帶有 B 抗原的，血型為 B 型；帶有 A 和 B 抗原的，血型為 AB 型；兩種抗原都沒有的，就是 O 型。

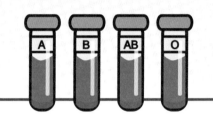

生命之河

不論是紅血球、白血球，還是血小板，都是骨髓裡的「造血幹細胞」製造出來，再釋放到血液中，執行運送氣體、抵抗病菌和止血等功能。骨髓如果異常，無法產生正常的血球或足夠的血球，身體可能會貧血、感染或無法止血，甚至死亡。這時候，可透過「造血幹細胞移植」來恢復造血功能，也就是把自己或他人健康的造血幹細胞，像輸血那樣輸入患者體內。

健康的造血幹細胞可從骨髓、周邊血液或臍帶血取得，例如「骨髓移植法」，是抽取骨髓中的血液，再輸入到病人體內。但目前最常使用的方法是，利用激素將骨髓內的造血幹細胞驅趕到周邊的血液中，然後收集裡頭的造血幹細胞，再輸入病人體內。

血液不斷在身體循環，為細胞供應氧、營養和水，並清運細胞產生的廢物，真可說是「生命之河」！

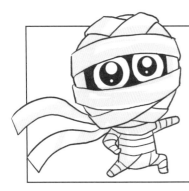
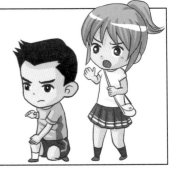

小小傷口
非同小可

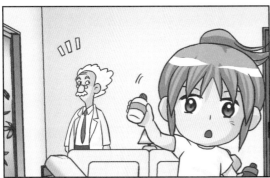

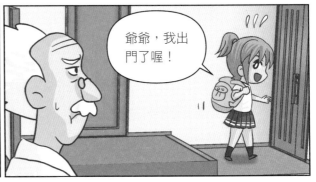

爺爺，我出門了喔！

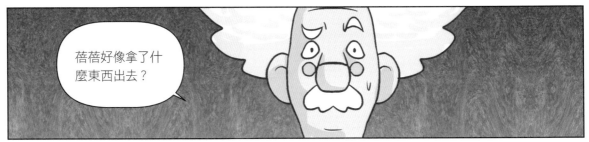

蓓蓓好像拿了什麼東西出去？

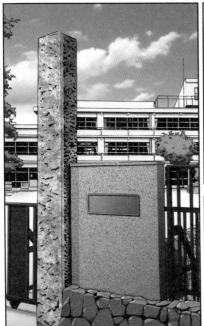

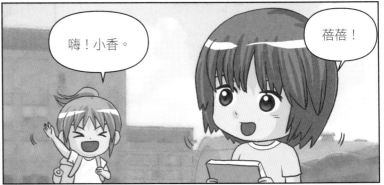

蓓蓓！

嗨！小香。

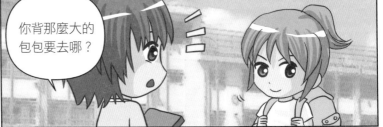

你背那麼大的包包要去哪？

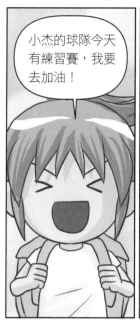

小杰的球隊今天有練習賽，我要去加油！

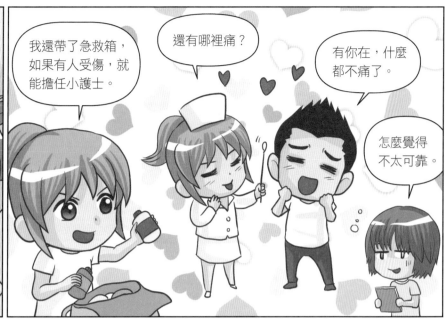

我還帶了急救箱，如果有人受傷，就能擔任小護士。

還有哪裡痛？

有你在，什麼都不痛了。

怎麼覺得不太可靠。

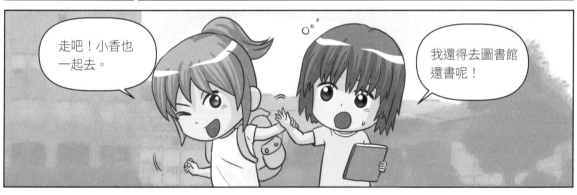

走吧！小香也一起去。

我還得去圖書館還書呢！

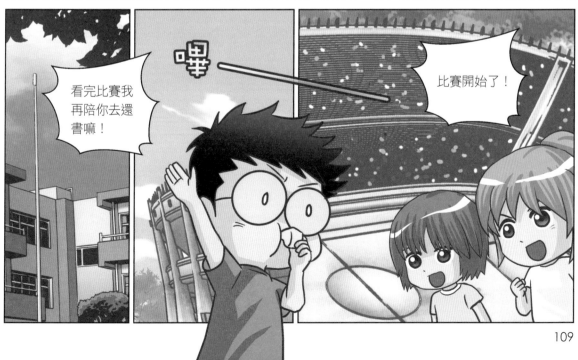

看完比賽我再陪你去還書嘛！

嗶

比賽開始了！

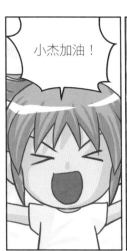

小杰加油！

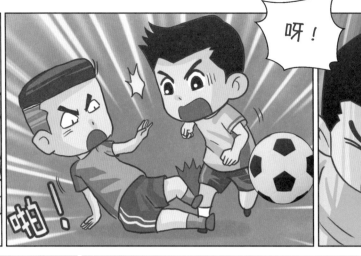

呀！

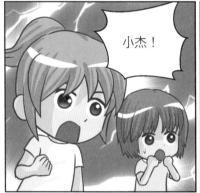

小杰！

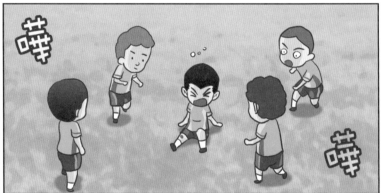

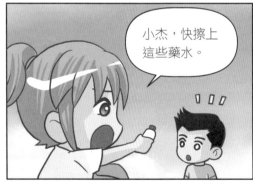

小杰，快擦上這些藥水。

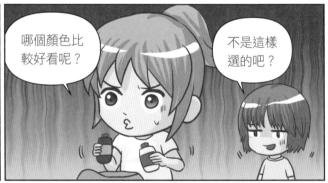

哪個顏色比較好看呢？

不是這樣選的吧？

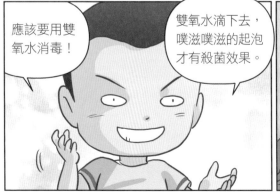

應該要用雙氧水消毒！

雙氧水滴下去，噗滋噗滋的起泡才有殺菌效果。

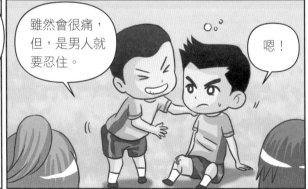

雖然會很痛，但，是男人就要忍住。

嗯！

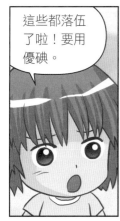

這些都落伍了啦！要用優碘。

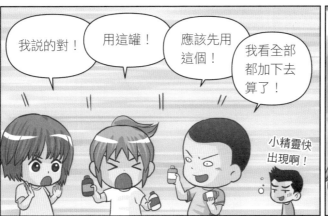

我說的對！

用這罐！

應該先用這個！

我看全部都加下去算了！

小精靈快出現啊！

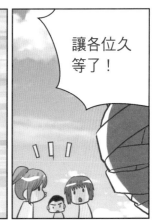

讓各位久等了！

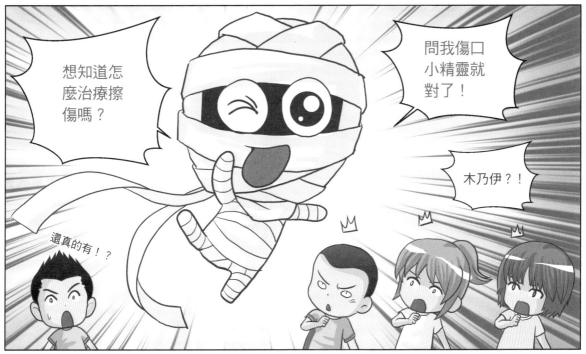

想知道怎麼治療擦傷嗎？

問我傷口小精靈就對了！

木乃伊？！

還真的有！？

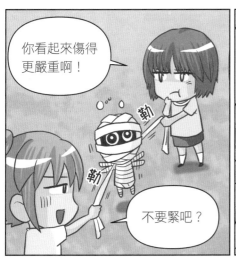

你看起來傷得更嚴重啊！

勒

勒

不要緊吧？

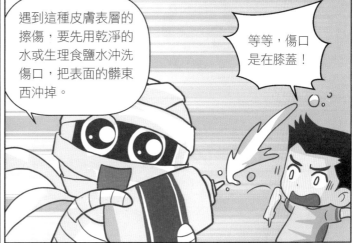

遇到這種皮膚表層的擦傷，要先用乾淨的水或生理食鹽水沖洗傷口，把表面的髒東西沖掉。

等等，傷口是在膝蓋！

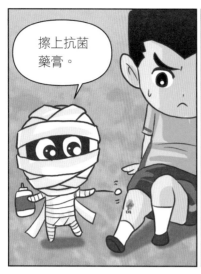

擦上抗菌藥膏。

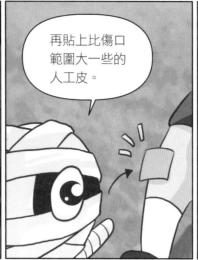

再貼上比傷口範圍大一些的人工皮。

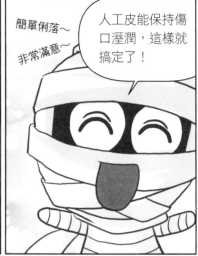

簡單俐落～

非常滿意～

人工皮能保持傷口溼潤，這樣就搞定了！

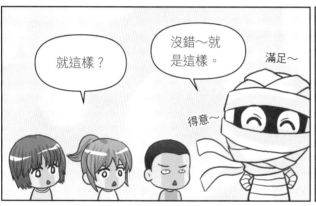

就這樣？

沒錯～就是這樣。

滿足～

得意～

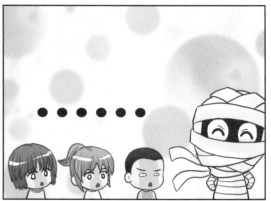

· · · · · · ·

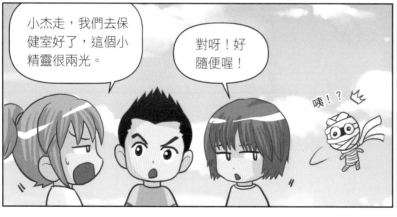

小杰走，我們去保健室好了，這個小精靈很兩光。

對呀！好隨便喔！

咦！？

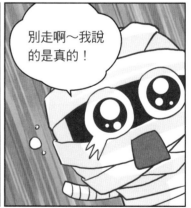

別走啊～我說的是真的！

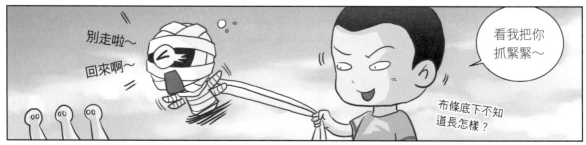

別走啦～

回來啊～

看我把你抓緊緊～

布條底下不知道長怎樣？

112

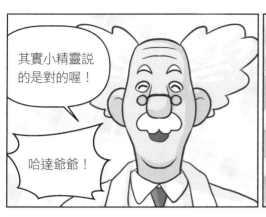

其實小精靈説
的是對的喔！

哈達爺爺！

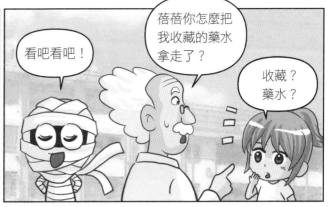

看吧看吧！

蓓蓓你怎麼把
我收藏的藥水
拿走了？

收藏？
藥水？

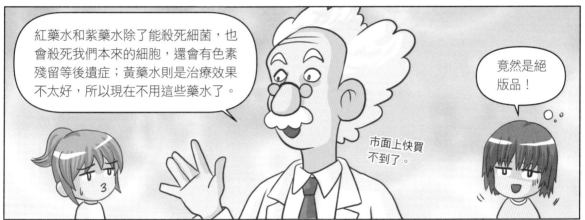

紅藥水和紫藥水除了能殺死細菌，也
會殺死我們本來的細胞，還會有色素
殘留等後遺症；黃藥水則是治療效果
不太好，所以現在不用這些藥水了。

市面上快買
不到了。

竟然是絕
版品！

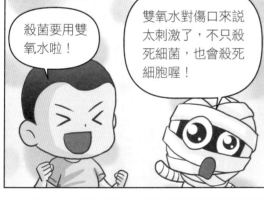

殺菌要用雙
氧水啦！

雙氧水對傷口來説
太刺激了，不只殺
死細菌，也會殺死
細胞喔！

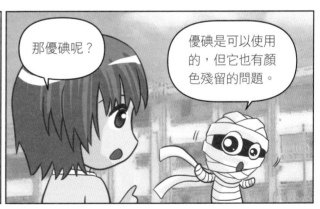

那優碘呢？

優碘是可以使用
的，但它也有顏
色殘留的問題。

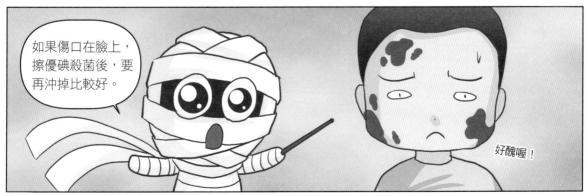

如果傷口在臉上，
擦優碘殺菌後，要
再沖掉比較好。

好醜喔！

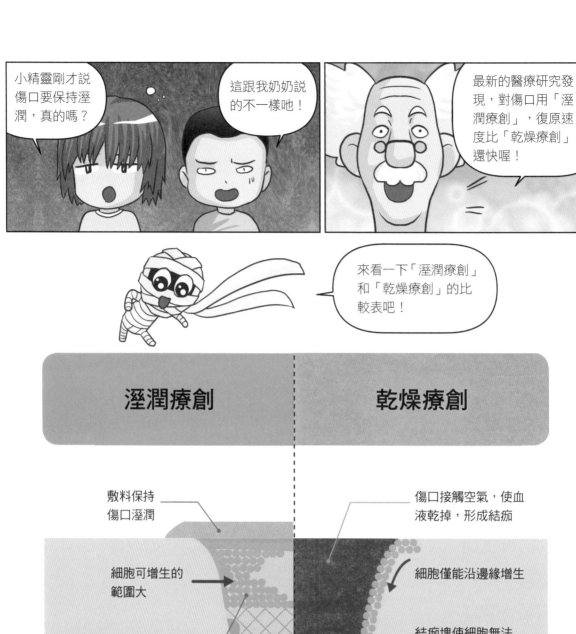

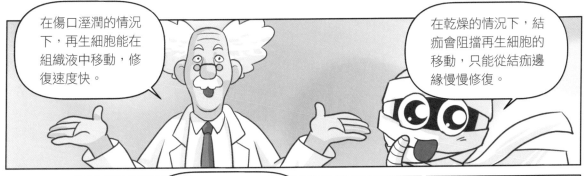

在傷口溼潤的情況下，再生細胞能在組織液中移動，修復速度快。

在乾燥的情況下，結痂會阻擋再生細胞的移動，只能從結痂邊緣慢慢修復。

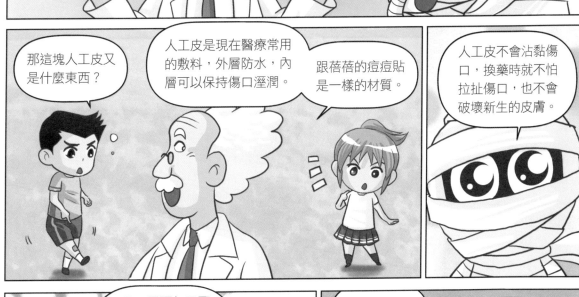

那這塊人工皮又是什麼東西？

人工皮是現在醫療常用的敷料，外層防水，內層可以保持傷口溼潤。

跟蓓蓓的痘痘貼是一樣的材質。

人工皮不會沾黏傷口，換藥時就不怕拉扯傷口，也不會破壞新生的皮膚。

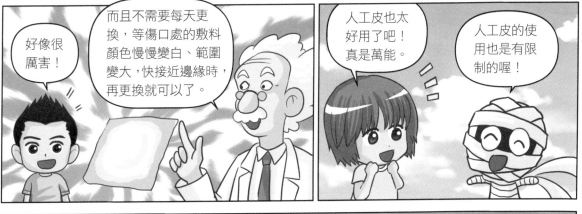

好像很厲害！

而且不需要每天更換，等傷口處的敷料顏色慢慢變白、範圍變大，快接近邊緣時，再更換就可以了。

人工皮也太好用了吧！真是萬能。

人工皮的使用也是有限制的喔！

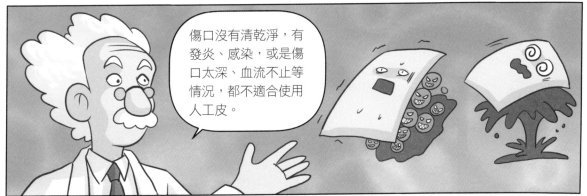

傷口沒有清乾淨，有發炎、感染，或是傷口太深、血流不止等情況，都不適合使用人工皮。

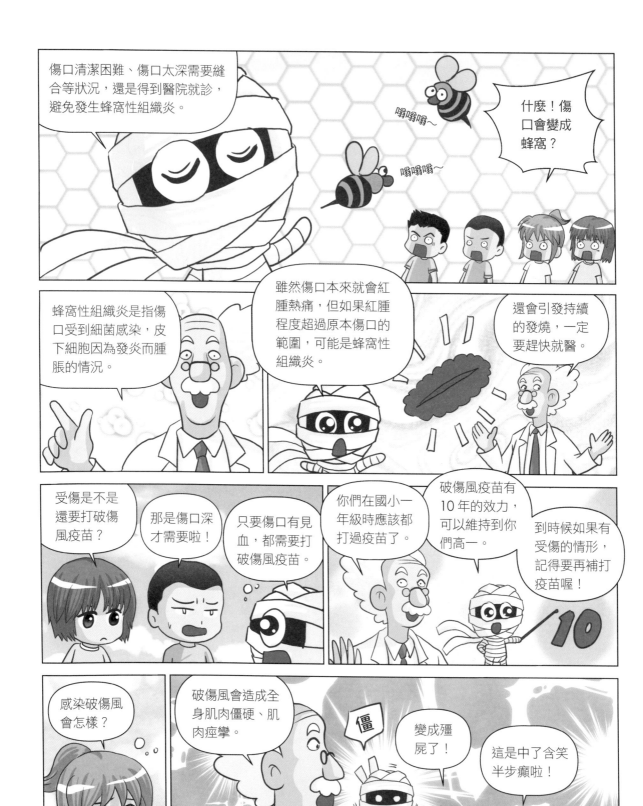

傷口清潔困難、傷口太深需要縫合等狀況，還是得到醫院就診，避免發生蜂窩性組織炎。

嗡嗡嗡～

嗡嗡嗡～

什麼！傷口會變成蜂窩？

蜂窩性組織炎是指傷口受到細菌感染，皮下細胞因為發炎而腫脹的情況。

雖然傷口本來就會紅腫熱痛，但如果紅腫程度超過原本傷口的範圍，可能是蜂窩性組織炎。

還會引發持續的發燒，一定要趕快就醫。

受傷是不是還要打破傷風疫苗？

那是傷口深才需要啦！

只要傷口有見血，都需要打破傷風疫苗。

你們在國小一年級時應該都打過疫苗了。

破傷風疫苗有10年的效力，可以維持到你們高一。

到時候如果有受傷的情形，記得要再補打疫苗喔！

感染破傷風會怎樣？

破傷風會造成全身肌肉僵硬、肌肉痙攣。

僵

變成殭屍了！

這是中了含笑半步癲啦！

哈哈哈

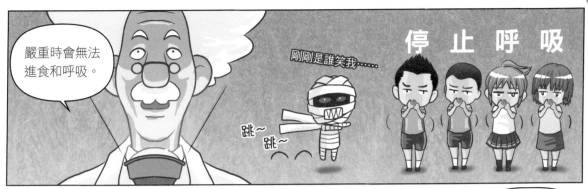

嚴重時會無法進食和呼吸。

剛剛是誰笑我……

跳~ 跳~

停 止 呼 吸

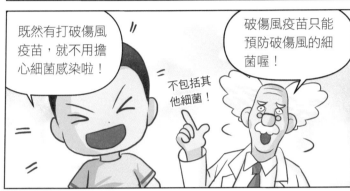

既然有打破傷風疫苗，就不用擔心細菌感染啦！

破傷風疫苗只能預防破傷風的細菌喔！

不包括其他細菌！

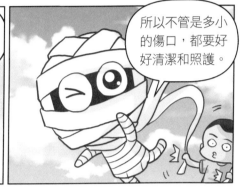

所以不管是多小的傷口，都要好好清潔和照護。

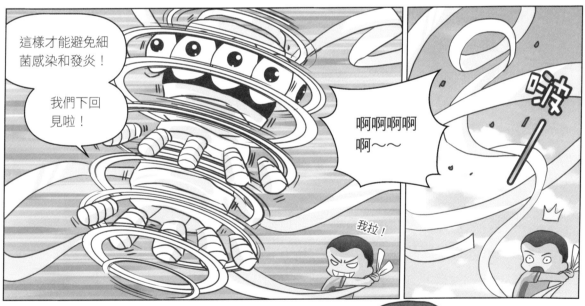

這樣才能避免細菌感染和發炎！

我們下回見啦！

啊啊啊啊啊~~

我拉！

啵

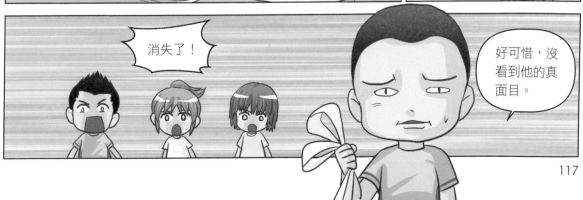

消失了！

好可惜，沒看到他的真面目。

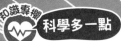

照護傷口學問多

　　生活中難免不小心跌倒擦傷、被小刀劃到、被紙割傷、被尖銳的東西刺傷……，止血、清潔、消毒傷口之後，最重要的是選擇正確的「敷料」覆蓋傷口。以前的人會在傷口塗上蜂蜜、樹脂或草藥，再用葉片、布條或繃帶包裹傷口，現今已發展出各式敷料，可應用在不同的傷口上，尤其是透氣、防水又抗菌的自黏性薄膜敷料，既方便又好用。

　　護理傷口時要特別注意，手要保持清潔，不可以碰觸到已經消毒滅菌的敷料，以免造成傷口感染。然而，在 100 多年前，人們並沒有這種觀念。不僅醫生用來動手術的器械沒有消毒，病床床單沒有定期更換，為了減少浪費，還重複使用包紮的敷料和繃帶。許多病人在醫院裡熬過了手術，卻死於術後感染。這種現象一直到英國的外科醫師李斯特（Joseph Lister）將消毒措施帶進手術室後，才有了改善。他的做法挽救了無數人命，也改革了外科手術，因而被譽為「現代外科之父」。

現代外科的起點

　　1827 年，李斯特出生於倫敦附近的小村莊厄普敦。1844 年他進入倫敦大學學院就讀，1852 年取得醫學學位，成為外科醫師。當年的醫生並不知道病患手術後的死亡率居高不下的原因。1865 年，李斯特讀到法國化學家巴斯德的論文，指出酒的發酵和變酸敗壞是空氣中的微生物造成的。李斯特受到啟發，認為傷口感染也是空氣中的微生物導致，於是開始用石碳酸（酚）溶液洗手、消毒手術器具和手術室，並用浸泡

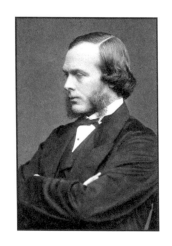

過石碳酸溶液的紗布包裹傷口。採取種種消毒措施之後，接受手術的病患死亡率從近50％下降到15％！

　　另一方面，英國外科醫生詹吉（J. S. Gamgee）認為傷口應該保持乾燥，但當時的敷料吸收力不好，覆蓋在傷口上很快就會濡溼而需要經常更換。於是詹吉在1880年發明了一種新的敷料：在兩層紗布中夾著一層厚厚的脫脂棉。這種敷料吸收力很好，不必每天更換，而且非常柔軟舒適，價格又便宜，至今仍在使用。

小繃帶，大功效！

最近科學家研發出一種新型智慧繃帶，就像「紅綠燈」一樣，應用酸鹼指示劑的變色原理來提醒傷者。若傷口上的繃帶呈現綠色，代表沒有或很少細菌；變成黃色代表有細菌感染，繃帶會立刻釋放內含的抗生素治療傷口；變成紅色則是警示「升級」，代表偵測到抗藥性細菌，這時就需要醫生額外治療了。

一般大腸桿菌

具抗藥性大腸桿菌

▲繃帶的大腸桿菌測試結果。繃帶的顏色由左至右，表示細菌量愈來愈多。

觀念不斷更新

　　此後，紗布和棉墊成為敷料的主角。到了1960年代，護理傷口的觀念有了轉變，敷料也隨著更新。1962年英國科學家溫特（George Winter）用豬進行實驗，發現傷口保持溼潤，癒合速度比乾燥的傷口快。照護傷口的觀念於是逐漸轉變成保持溼潤以促進癒合，也發展出能夠保溼的敷料。以「人工皮」來說，外層能防水透氣、隔絕外界的細菌，避免傷口感染，內層可吸收適量的傷口滲出液，形成溼潤的環境，促進傷口癒合。下次不小心受傷時，記得選對敷料來照護傷口喔！

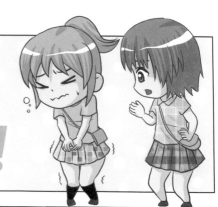

憋尿要不得！

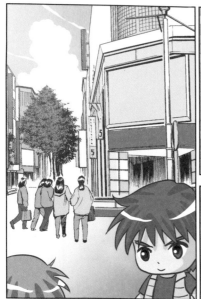

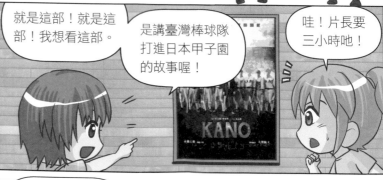

就是這部！就是這部！我想看這部。

是講臺灣棒球隊打進日本甲子園的故事喔！

哇！片長要三小時哩！

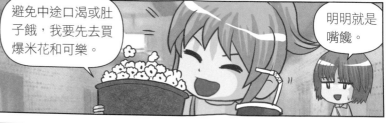

避免中途口渴或肚子餓，我要先去買爆米花和可樂。

明明就是嘴饞。

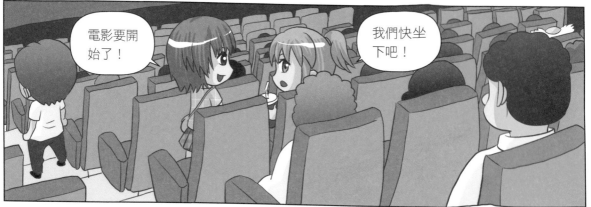

電影要開始了！

我們快坐下吧！

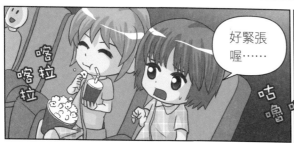

喀拉喀拉

好緊張喔……

咕嚕咕嚕

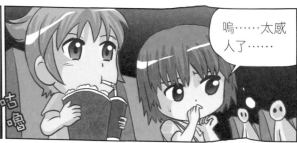

嗚……太感人了……

120

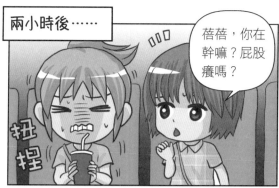

兩小時後……

蓓蓓，你在幹嘛？屁股癢嗎？

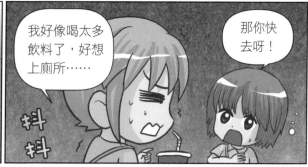

我好像喝太多飲料了，好想上廁所……

那你快去呀！

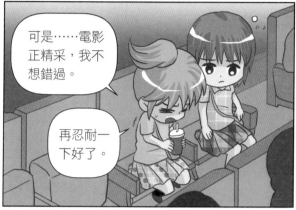

可是……電影正精采，我不想錯過。

再忍耐一下好了。

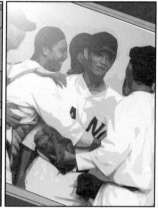

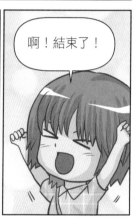

啊！結束了！

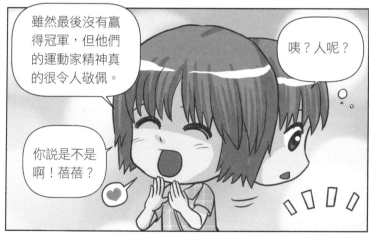

雖然最後沒有贏得冠軍，但他們的運動家精神真的很令人敬佩。

咦？人呢？

你說是不是啊！蓓蓓？

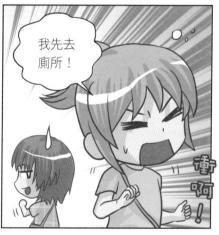

我先去廁所！

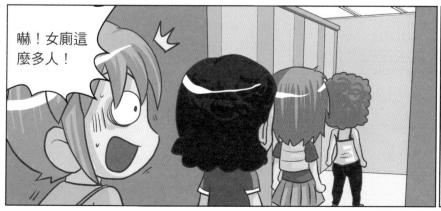

嚇！女廁這麼多人！

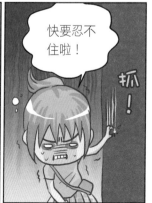

快要忍不住啦！

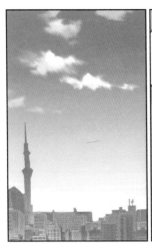

呼～我剛剛以為我的膀胱要爆炸了！

呵呵，應該不可能吧！

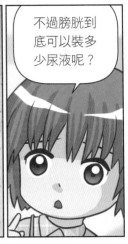

不過膀胱到底可以裝多少尿液呢？

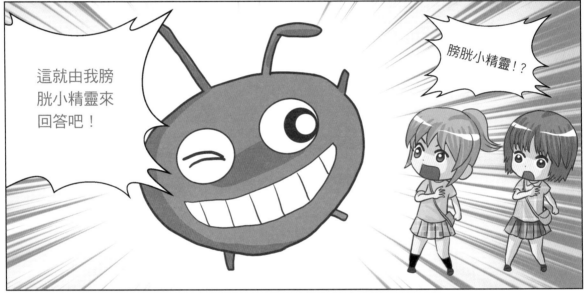

這就由我膀胱小精靈來回答吧！

膀胱小精靈！？

膀胱長這樣？

還蠻可愛的啊！

氣氛融洽～

嘿嘿！

溫馨～

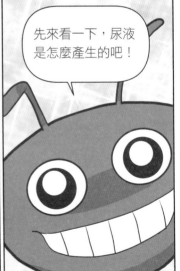

先來看一下，尿液是怎麼產生的吧！

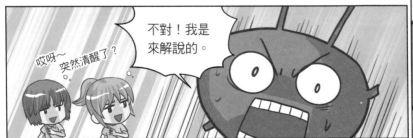

哎呀～突然清醒了？

不對！我是來解說的。

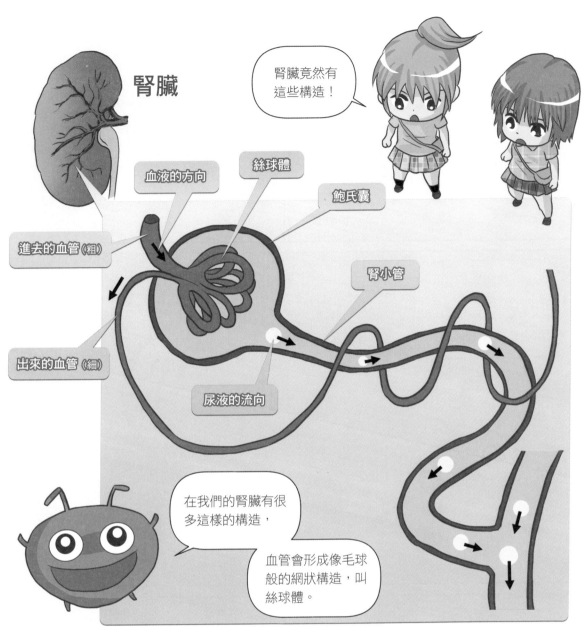

腎臟

進去的血管（粗）

血液的方向

絲球體

鮑氏囊

腎小管

出來的血管（細）

尿液的流向

腎臟竟然有這些構造！

在我們的腎臟有很多這樣的構造，

血管會形成像毛球般的網狀構造，叫絲球體。

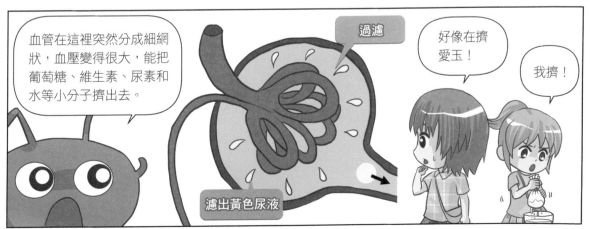

血管在這裡突然分成細網狀，血壓變得很大，能把葡萄糖、維生素、尿素和水等小分子擠出去。

過濾

好像在擠愛玉！

我擠！

濾出黃色尿液

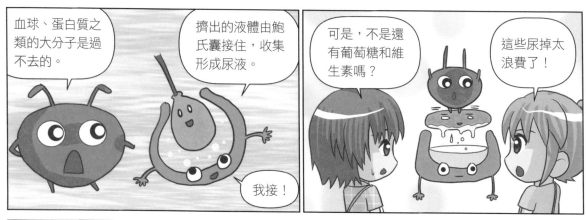

血球、蛋白質之類的大分子是過不去的。

擠出的液體由鮑氏囊接住,收集形成尿液。

我接!

可是,不是還有葡萄糖和維生素嗎?

這些尿掉太浪費了!

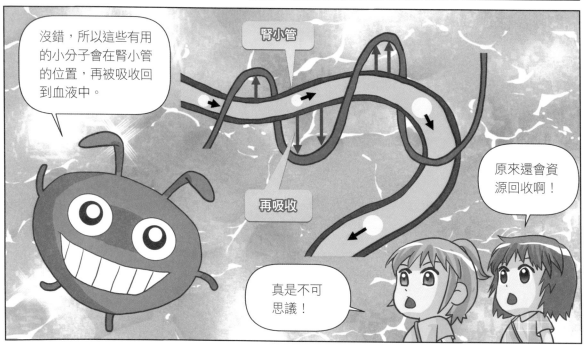

沒錯,所以這些有用的小分子會在腎小管的位置,再被吸收回到血液中。

腎小管

再吸收

原來還會資源回收啊!

真是不可思議!

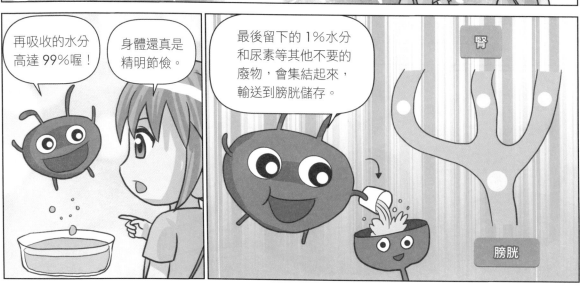

再吸收的水分高達 99%喔!

身體還真是精明節儉。

最後留下的 1%水分和尿素等其他不要的廢物,會集結起來,輸送到膀胱儲存。

腎

膀胱

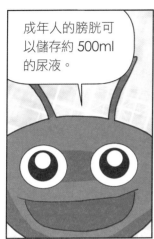

成年人的膀胱可以儲存約 500ml 的尿液。

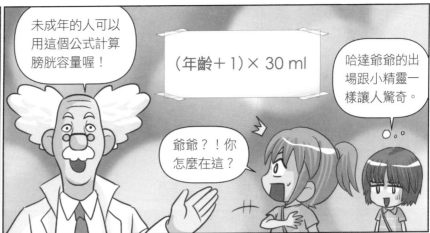

未成年的人可以用這個公式計算膀胱容量喔！

（年齡＋1）× 30 ml

哈達爺爺的出場跟小精靈一樣讓人驚奇。

爺爺？！你怎麼在這？

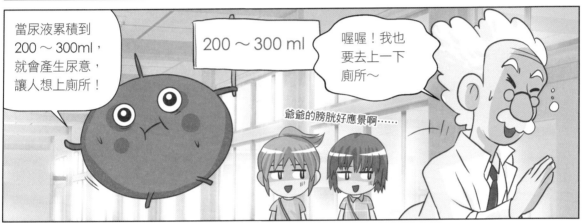

當尿液累積到 200～300ml，就會產生尿意，讓人想上廁所！

200 ～ 300 ml

喔喔！我也要去上一下廁所～

爺爺的膀胱好應景啊……

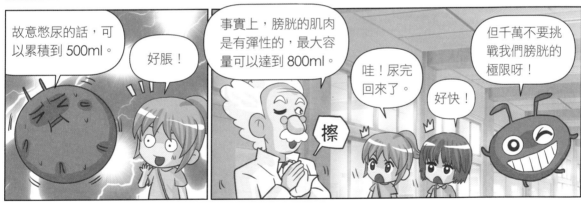

故意憋尿的話，可以累積到 500ml。

好脹！

事實上，膀胱的肌肉是有彈性的，最大容量可以達到 800ml。

哇！尿完回來了。

好快！

但千萬不要挑戰我們膀胱的極限呀！

擦

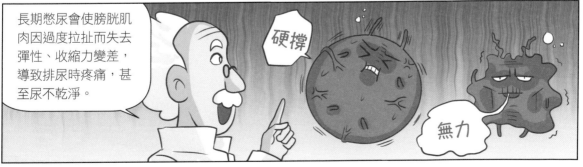

長期憋尿會使膀胱肌肉因過度拉扯而失去彈性、收縮力變差，導致排尿時疼痛，甚至尿不乾淨。

硬撐

無力

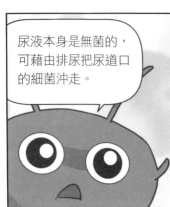

尿液本身是無菌的，可藉由排尿把尿道口的細菌沖走。

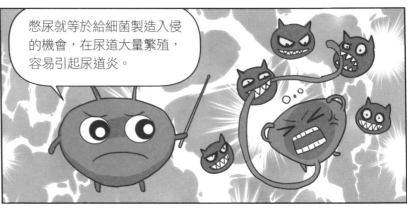

憋尿就等於給細菌製造入侵的機會，在尿道大量繁殖，容易引起尿道炎。

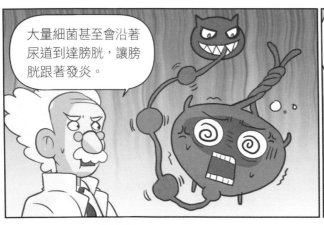

大量細菌甚至會沿著尿道到達膀胱，讓膀胱跟著發炎。

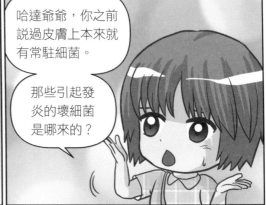

哈達爺爺，你之前說過皮膚上本來就有常駐細菌。

那些引起發炎的壞細菌是哪來的？

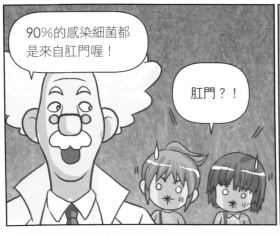

90%的感染細菌都是來自肛門喔！

肛門？！

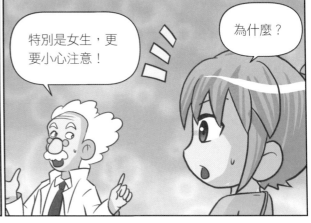

特別是女生，更要小心注意！

為什麼？

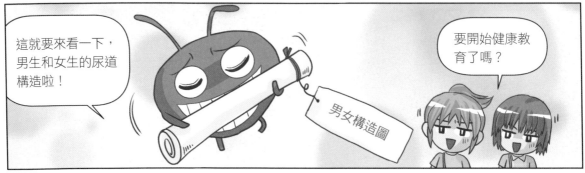

這就要來看一下，男生和女生的尿道構造啦！

男女構造圖

要開始健康教育了嗎？

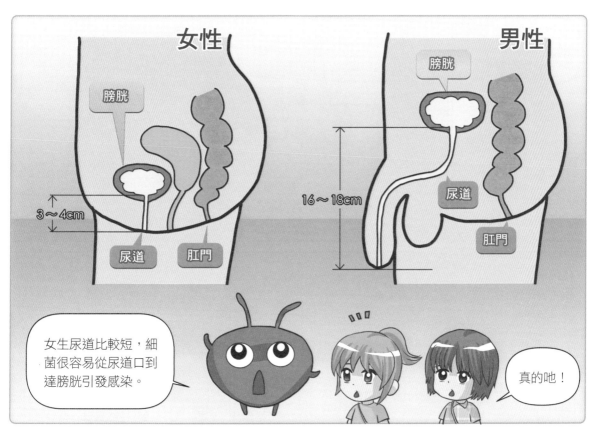

女生尿道比較短，細菌很容易從尿道口到達膀胱引發感染。

真的耶！

而且女生的尿道口離肛門比較近，如果衛生習慣沒有養成「由前往後擦」的話，很容易將肛門的細菌帶到尿道口。

細菌～走開啦！

那真的得注意才行！

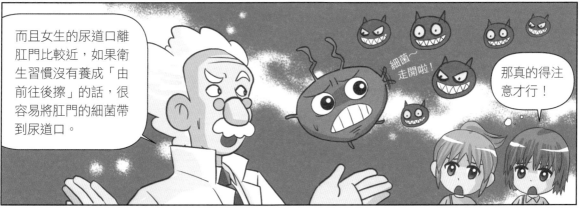

為了把壞細菌都沖走，決定以後每堂下課都去上廁所。

蓓蓓也一起！

但這樣下課就沒時間做其他事了耶！

我還要去福利社買零食、找小杰聊天……

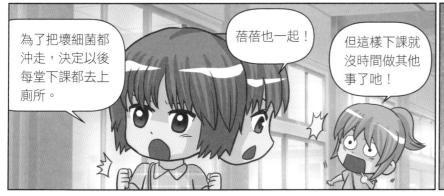

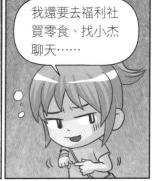

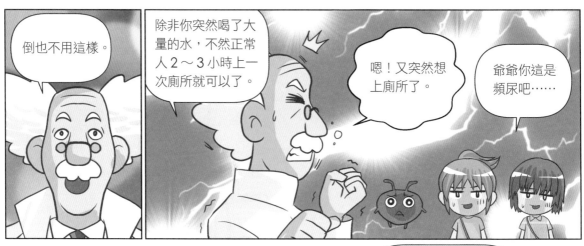

倒也不用這樣。

除非你突然喝了大量的水,不然正常人2～3小時上一次廁所就可以了。

嗯!又突然想上廁所了。

爺爺你這是頻尿吧……

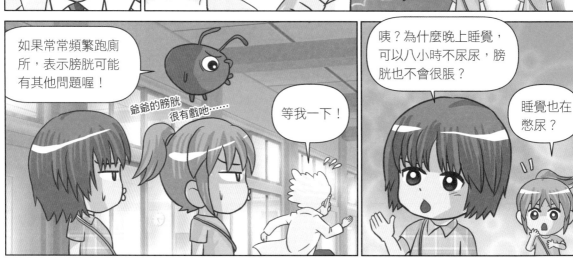

如果常常頻繁跑廁所,表示膀胱可能有其他問題喔!

爺爺的膀胱很有戲啦……

等我一下!

咦?為什麼晚上睡覺,可以八小時不尿尿,膀胱也不會很脹?

睡覺也在憋尿?

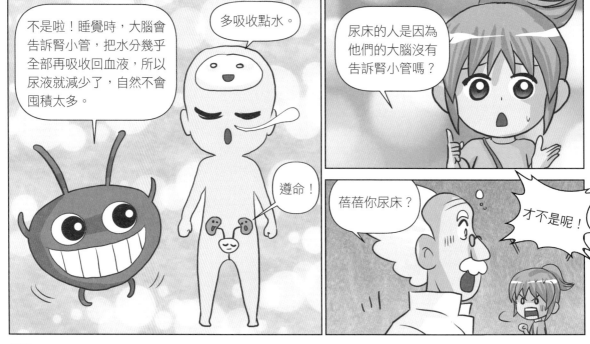

不是啦!睡覺時,大腦會告訴腎小管,把水分幾乎全部再吸收回血液,所以尿液就減少了,自然不會囤積太多。

多吸收點水。

遵命!

尿床的人是因為他們的大腦沒有告訴腎小管嗎?

蓓蓓你尿床?

才不是呢!

128

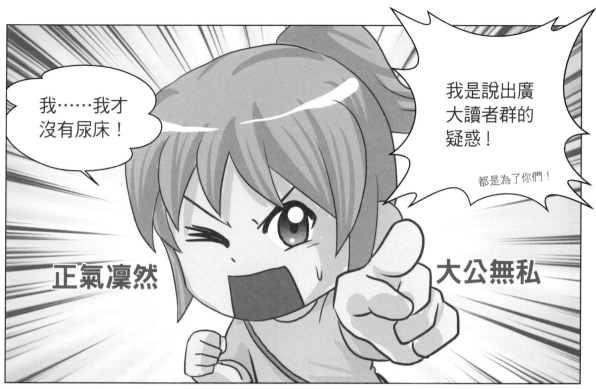

我是說出廣大讀者群的疑惑！

都是為了你們！

我……我才沒有尿床！

正氣凜然

大公無私

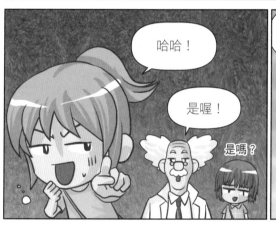

哈哈！

是喔！

是嗎？

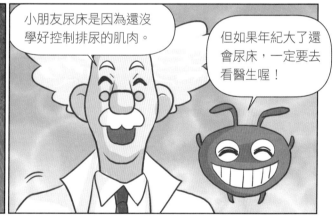

小朋友尿床是因為還沒學好控制排尿的肌肉。

但如果年紀大了還會尿床，一定要去看醫生喔！

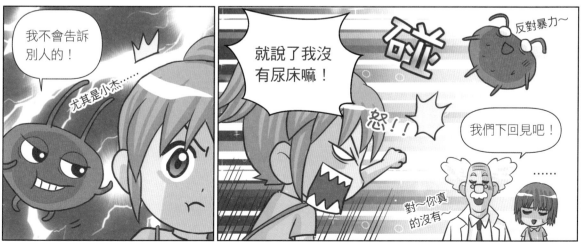

我不會告訴別人的！

尤其是小杰……

就說了我沒有尿床嘛！

碰

怒！！

反對暴力～

我們下回見吧！

……

對～你真的沒有～

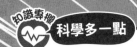

聞名世界的尿尿小童

　　大家都知道當街小便很不雅，不過在比利時的首都布魯塞爾街頭，卻有位全身赤裸的男孩大刺刺的「噓噓」，一點也不害臊，而且大家爭相目睹！他就是聞名世界的「尿尿小童」。這尊約莫 55 公分高的銅像，已有 400 年歷史，不但是布魯塞爾的象徵，更是觀光客必遊的景點。

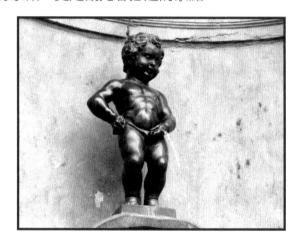

　　早在 15 世紀中葉，歐洲各地會設置噴泉，提供乾淨的飲用水給民眾飲用。那時尿尿小童造型的雕像就出現在噴泉上，深受當地民眾喜愛。

　　流傳下來的這尊雕像是 1619 年改建噴泉時，布魯塞爾當局委託著名的雕塑家杜克斯諾（Jérôme Duquesnoy）鑄造的。18 至 20 世紀，尿尿小童曾多次遭竊，例如 1817 年，有人將它盜走並切割成 11 塊，打算變賣，所幸很快就尋獲並修復。1965 年，尿尿小童的身體不翼而飛，只剩膝蓋以下兩條小腿留在基座上。隔年，相關單位接獲匿名電話，才在運河中找到身體。為了尿尿小童的安全，從 1965 年那次失竊後，布魯塞爾當局決定把雕像收藏在布魯塞爾市立博物館，另外鑄造一尊複製品放在街頭展示。

小童雕像傳說

　　為什麼會有尿尿小童造型的雕像呢？說法有好幾種，其中最廣為人知的故事是：一位小男孩半夜起來上廁所，意外發現敵軍安裝了炸藥要炸毀城牆，他急中生智，撒尿澆熄了正在燃燒的導火線，解除了危機。

為了表揚他的功績，於是建造了尿尿小童的雕像。

另一個傳說是有位小男孩在女巫家門口撒尿，被冒犯的女巫非常生氣，於是對小男孩施了魔法，讓他永遠站在那裡撒尿。一位好心人看到了，於心不忍，暗中用一尊雕像替換小男孩，那尊雕像就是尿尿小童。

調皮可愛的尿尿小童並沒有穿衣服，但 17 世紀以來，遇到重要的慶典節日，布魯塞爾的居民就會為它穿上衣服，打扮一番。18 世紀時，尿尿小童每年至少要穿四次衣服；現在，每年大約穿 130 次衣服。它在布魯塞爾市立博物館擁有自己專屬的衣櫃，世界各地贈送的衣服已超過 1000 套，包括米老鼠、耶誕老人、莫札特、搖滾巨星貓王等人的服裝，其中年代最久遠的是法國國王路易十五於 1747 年贈送的服飾。

2018 年 3 月 7 日，尿尿小童穿上了臺灣的客家服飾，深藍色大襟衫、大襠褲、腰帶以及鉤嘴鞋，讓它變身為「臺灣客家小童」。這套來自臺灣的服飾，成為尿尿小童的第 990 套服飾收藏。

小童的夥伴

布魯塞爾的街頭除了尿尿小童之外，1987 年增加了一尊蹲著上廁所的「尿尿小妹」，又在 1998 年來了一尊抬腿撒尿的「尿尿小狗」，三尊雕像小便的姿勢都不一樣，相映成趣。有機會的話，不妨去當地看看，體會這座城市獨特的幽默感！

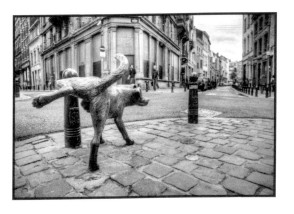

放屁，好糗啊！

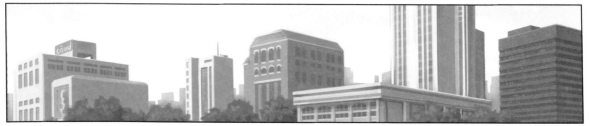

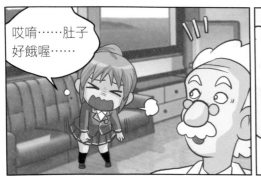

哎唷……肚子好餓喔……

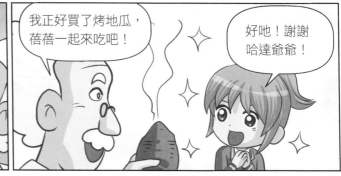

我正好買了烤地瓜，蓓蓓一起來吃吧！

好吔！謝謝哈達爺爺！

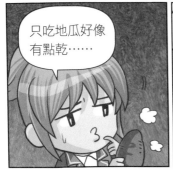

只吃地瓜好像有點乾……

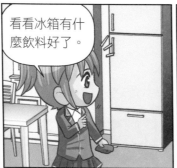

看看冰箱有什麼飲料好了。

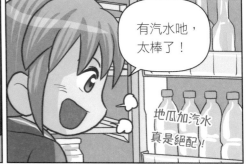

有汽水吔，太棒了！

地瓜加汽水真是絕配！

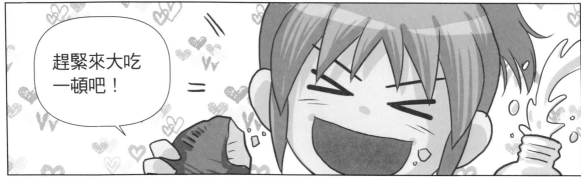

趕緊來大吃一頓吧！

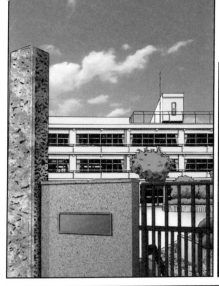

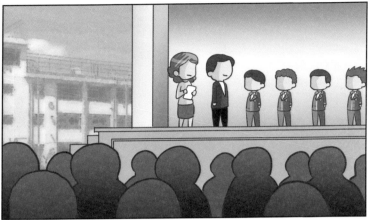

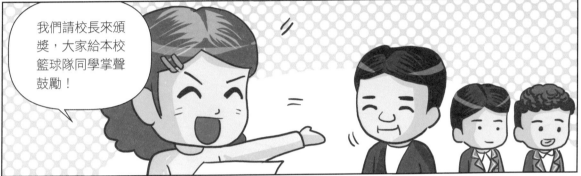

我們請校長來頒獎，大家給本校籃球隊同學掌聲鼓勵！

啪 啪

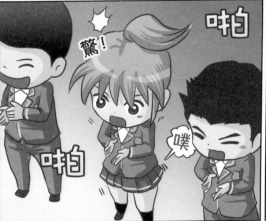

驚！
啪
噗

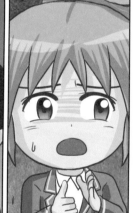

啪

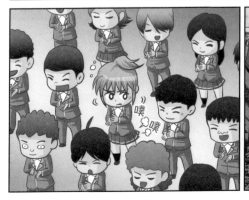

噗 噗

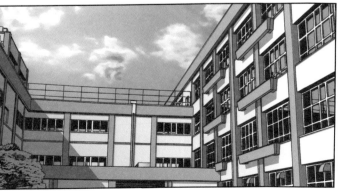

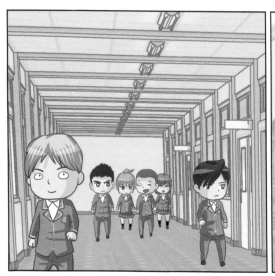

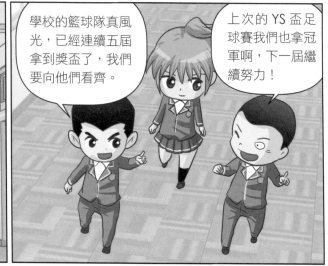

學校的籃球隊真風光，已經連續五屆拿到獎盃了，我們要向他們看齊。

上次的 YS 盃足球賽我們也拿冠軍啊，下一屆繼續努力！

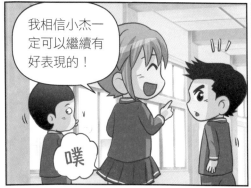

我相信小杰一定可以繼續有好表現的！

噗

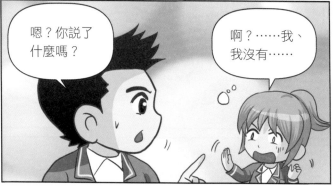

嗯？你說了什麼嗎？

啊？……我、我沒有……

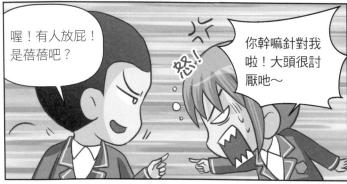

喔！有人放屁！是蓓蓓吧？

怒！

你幹嘛針對我啦！大頭很討厭吔～

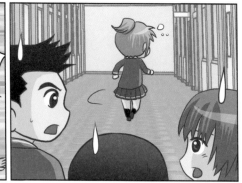

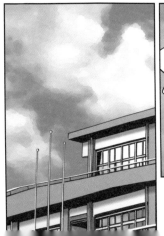

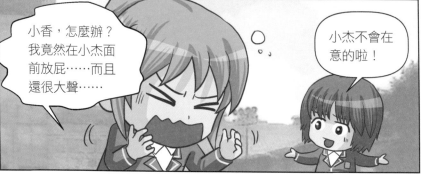

小香，怎麼辦？我竟然在小杰面前放屁……而且還很大聲……

小杰不會在意的啦！

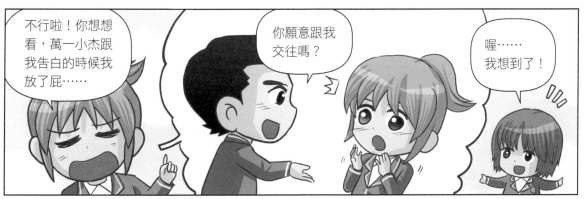

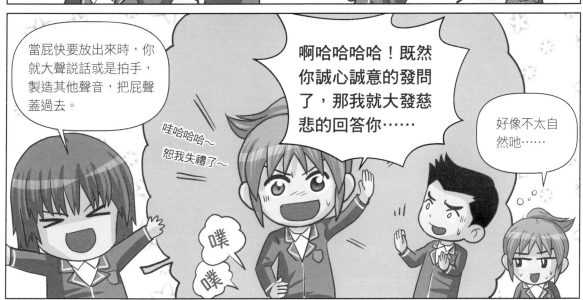

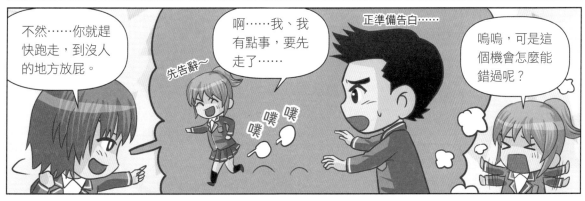

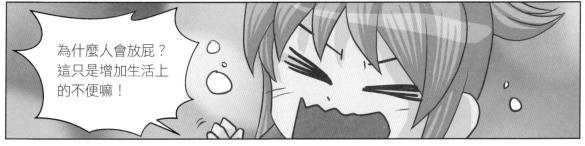

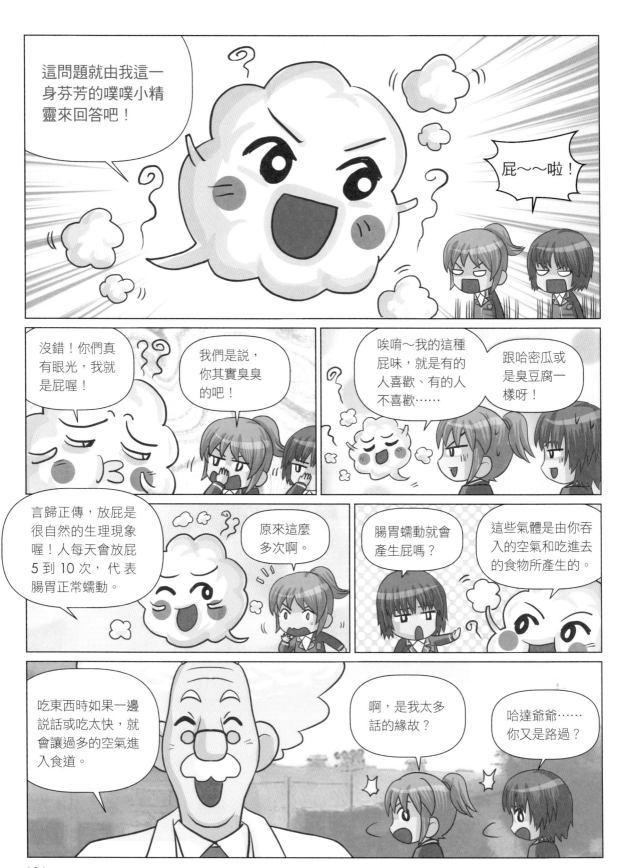

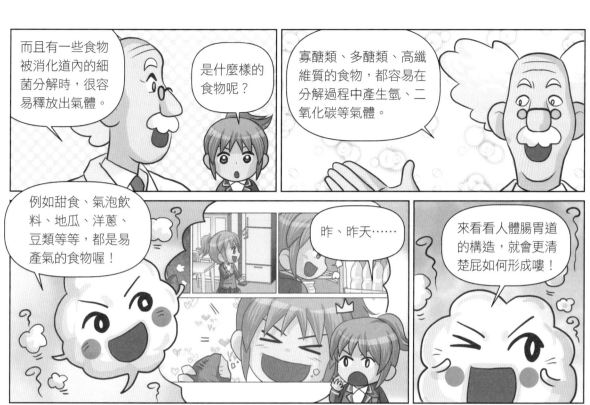

而且有一些食物被消化道內的細菌分解時，很容易釋放出氣體。

是什麼樣的食物呢？

寡醣類、多醣類、高纖維質的食物，都容易在分解過程中產生氫、二氧化碳等氣體。

例如甜食、氣泡飲料、地瓜、洋蔥、豆類等等，都是易產氣的食物喔！

昨、昨天……

來看看人體腸胃道的構造，就會更清楚屁如何形成嘍！

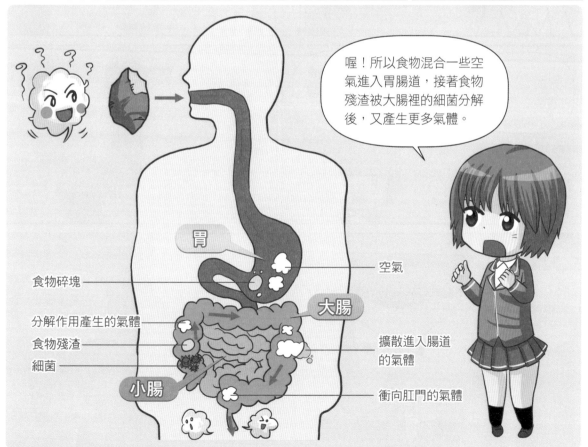

喔！所以食物混合一些空氣進入胃腸道，接著食物殘渣被大腸裡的細菌分解後，又產生更多氣體。

胃

空氣

食物碎塊

大腸

分解作用產生的氣體

食物殘渣

細菌

小腸

擴散進入腸道的氣體

衝向肛門的氣體

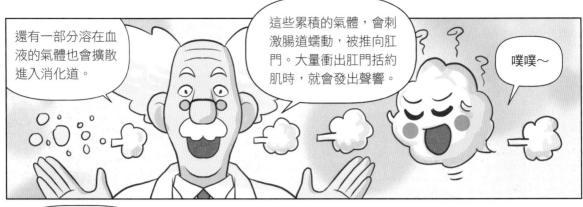

還有一部分溶在血液的氣體也會擴散進入消化道。

這些累積的氣體，會刺激腸道蠕動，被推向肛門。大量衝出肛門括約肌時，就會發出聲響。

噗噗～

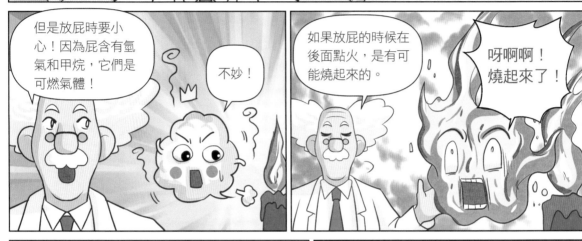

但是放屁時要小心！因為屁含有氫氣和甲烷，它們是可燃氣體！

不妙！

如果放屁的時候在後面點火，是有可能燒起來的。

呀啊啊！燒起來了！

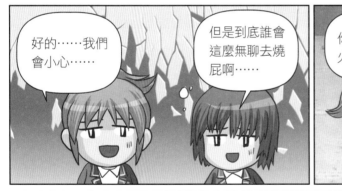

好的……我們會小心……

但是到底誰會這麼無聊去燒屁啊……

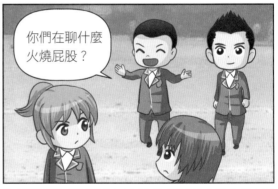

你們在聊什麼火燒屁股？

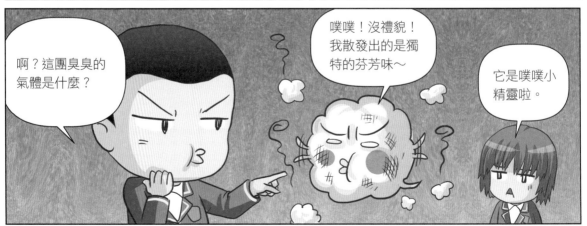

啊？這團臭臭的氣體是什麼？

噗噗！沒禮貌！我散發出的是獨特的芬芳味～

它是噗噗小精靈啦。

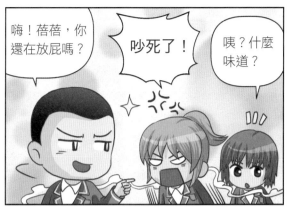

嗨！蓓蓓，你還在放屁嗎？

吵死了！

咦？什麼味道？

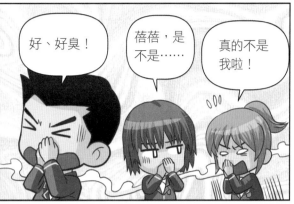

好、好臭！

蓓蓓，是不是⋯⋯

真的不是我啦！

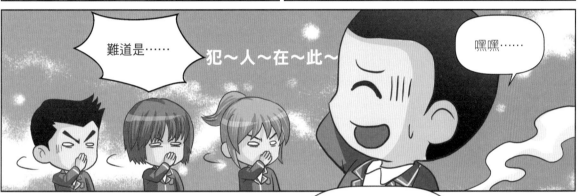

難道是⋯⋯

犯～人～在～此～

嘿嘿⋯⋯

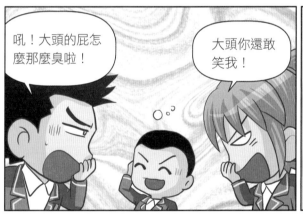

吼！大頭的屁怎麼那麼臭啦！

大頭你還敢笑我！

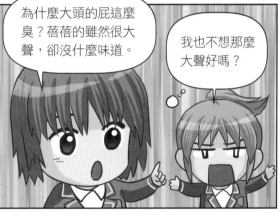

為什麼大頭的屁這麼臭？蓓蓓的雖然很大聲，卻沒什麼味道。

我也不想那麼大聲好嗎？

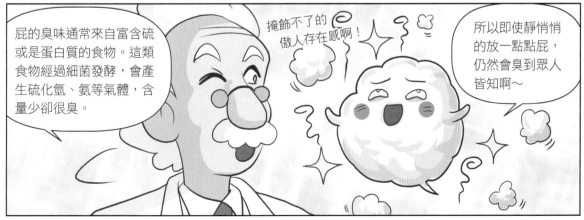

屁的臭味通常來自富含硫或是蛋白質的食物。這類食物經過細菌發酵，會產生硫化氫、氨等氣體，含量少卻很臭。

掩飾不了的傲人存在感啊！

所以即使靜悄悄的放一點點屁，仍然會臭到眾人皆知啊～

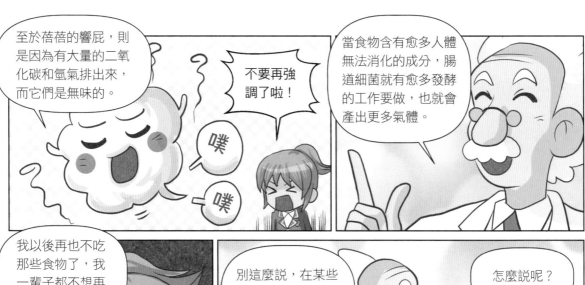

至於蓓蓓的響屁，則是因為有大量的二氧化碳和氫氣排出來，而它們是無味的。

不要再強調了啦！

噗 噗

當食物含有愈多人體無法消化的成分，腸道細菌就有愈多發酵的工作要做，也就會產出更多氣體。

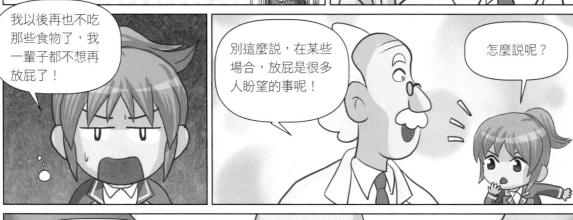

我以後再也不吃那些食物了，我一輩子都不想再放屁了！

別這麼說，在某些場合，放屁是很多人盼望的事呢！

怎麼說呢？

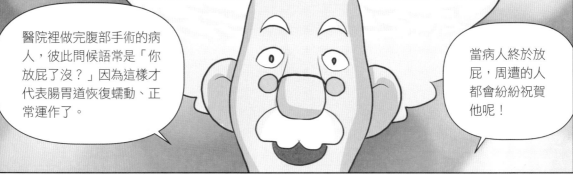

醫院裡做完腹部手術的病人，彼此問候語常是「你放屁了沒？」因為這樣才代表腸胃道恢復蠕動、正常運作了。

當病人終於放屁，周遭的人都會紛紛祝賀他呢！

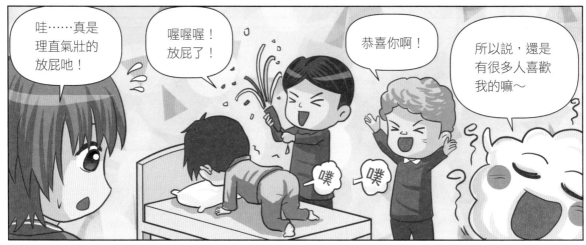

哇……真是理直氣壯的放屁吧！

喔喔喔！放屁了！

恭喜你啊！

所以說，還是有很多人喜歡我的嘛～

噗 噗

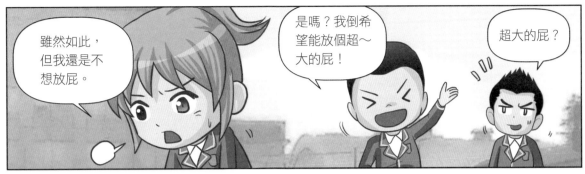

雖然如此，但我還是不想放屁。

是嗎？我倒希望能放個超～大的屁！

超大的屁？

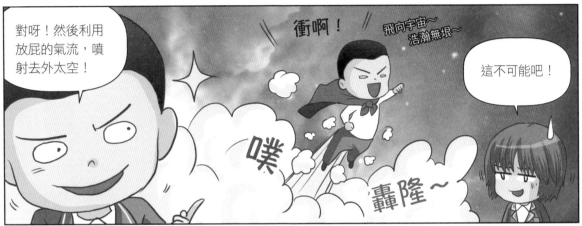

對呀！然後利用放屁的氣流，噴射去外太空！

衝啊！

飛向宇宙～浩瀚無垠～

噗

轟隆～

這不可能吧！

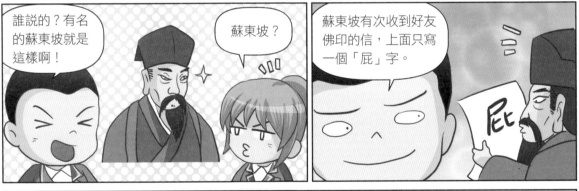

誰說的？有名的蘇東坡就是這樣啊！

蘇東坡？

蘇東坡有次收到好友佛印的信，上面只寫一個「屁」字。

屁

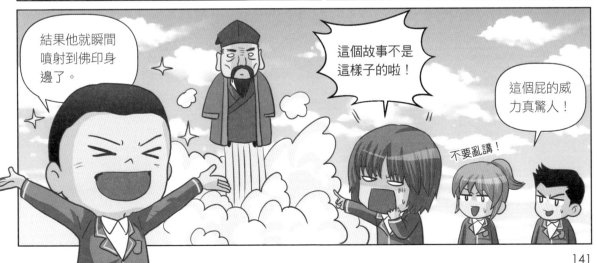

結果他就瞬間噴射到佛印身邊了。

這個故事不是這樣子的啦！

不要亂講！

這個屁的威力真驚人！

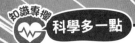
與細菌同在

　　屁是肛門排出來的氣體，成分包含氮氣、氧氣、二氧化碳、氫氣、甲烷、硫化氫、氨等。這些氣體從哪裡來的？有些是吃東西時，跟著食物一起從嘴巴進入消化道的空氣，有些是溶在血液中的氣體擴散到消化道裡；另一個來源則是，食物經由消化道裡的細菌分解後產生的氣體——沒錯，我們的消化道裡住著細菌！

　　事實上，人體除了消化道之外，皮膚、口腔、鼻腔、尿道、陰道等處都有細菌居住，而且成員不只細菌，還有真菌、病毒、真核生物等各種微生物。科學家估計，住在人體的微生物高達數十兆個，數量約為人體細胞數量的 1.3 倍，這些微生物加起來大約占體重的 0.3%，以 70 公斤的成年人來說，身體大約有 0.2 公斤的微生物。

　　而人體的微生物絕大部分住在消化道裡，尤其是大腸，成員以細菌為大宗。生活在腸道中的微生物統稱「腸道菌」。每個人的腸道菌「組成」，也就是微生物的種類和數量都不一樣，主要受到遺傳、飲食、生活作息、藥物以及年齡等因素影響。

小兵立大功

　　腸道菌雖然小到肉眼看不見，卻參與身體很多生理活動，對我們的健康影響很大。首先，腸道菌可以幫助我們消化食物，分解人體無

法消化的纖維素、抗性澱粉等，發酵後產生腸細胞能吸收利用的物質，並為人體提供能量。腸道菌也可以為人體合成必需的維生素，像是維生素 B12、葉酸、維生素 K 等。

　　除此之外，腸道菌能防止對身體有害的病菌入侵：它們占據腸壁表面、與病菌競爭養分，讓外來的病菌無處附著；還會產生抗菌物質，阻止病菌在腸道落腳。腸道菌也與人體的免疫系統共同對抗病菌。你可能不知道，腸道除了是消化器官，也是人體最重要的免疫器官，因為人體 70％以上的免疫細胞都在腸道裡。腸道菌會刺激免疫細胞生成，訓練免疫細胞辨識敵我：對於無害的食物或定居的腸道菌不產生免疫反應，以免浪費「戰力」或是過度反應而造成腸道發炎或過敏；對於外來的病菌則啟動免疫反應加以清除，以維持身體健康。

　　腸道中的腸道菌通常保持穩定的動態平衡，如果平衡遭受破壞，像是服用抗生素殺死常駐的腸道菌，使得菌種多樣性減少，沒辦法幫助消化、合成維他命，導致抵抗病菌的防線出現破口，身體就會出問題。科學家研究發現，腸道菌與腸道發炎、肥胖、糖尿病、過敏，甚至焦慮症、憂鬱症和癌症等疾病都有關，可見一點都不能小看腸道菌！

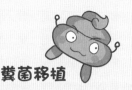

糞菌移植

腸道菌如果不健康，身體就會出問題，那要如何恢復健康的腸道菌組成？這幾年科學家發現，身體排出的糞便含有很多腸道菌，可用來治療疾病。糞菌移植也稱為「微菌叢植入治療」，是把健康人的糞便經過處理後，藉由胃鏡、大腸鏡、灌腸或口服膠囊等方式，植入病患的腸道，讓健康的腸道菌幫助病患恢復健康。目前，糞菌移植可用來治療「困難梭狀桿菌」過度滋長造成的嚴重腹瀉。

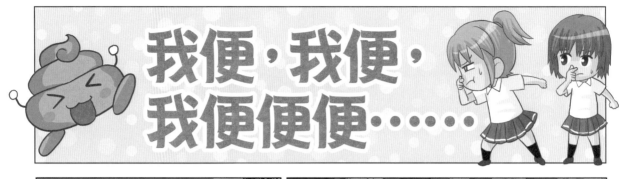

我便·我便·我便便便……

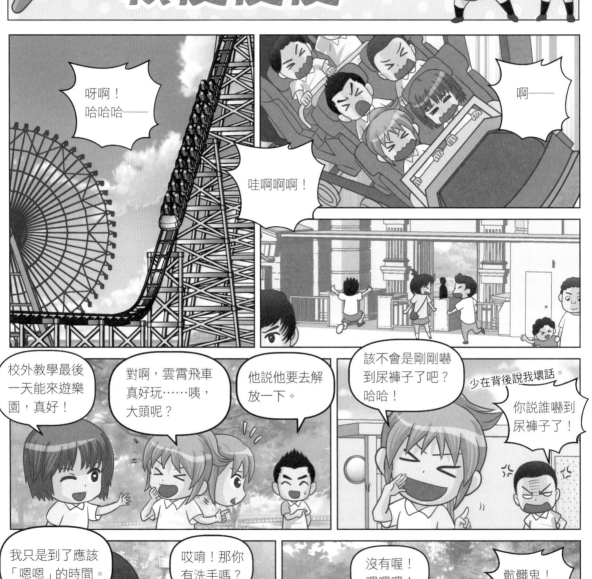

呀啊！哈哈哈——

哇啊啊啊！

啊——

校外教學最後一天能來遊樂園，真好！

對啊，雲霄飛車真好玩……咦，大頭呢？

他說他要去解放一下。

該不會是剛剛嚇到尿褲子了吧？哈哈！

少在背後說我壞話。

你說誰嚇到尿褲子了！

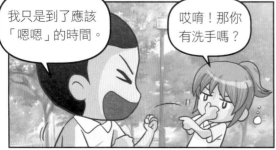

我只是到了應該「嗯嗯」的時間。

哎唷！那你有洗手嗎？

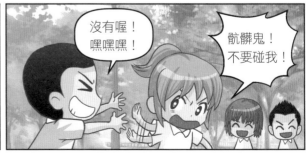

沒有喔！嘿嘿嘿！

骯髒鬼！不要碰我！

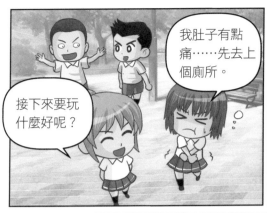

接下來要玩什麼好呢？

我肚子有點痛⋯⋯先去上個廁所。

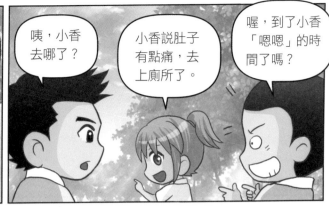

咦，小香去哪了？

小香說肚子有點痛，去上廁所了。

喔，到了小香「嗯嗯」的時間了嗎？

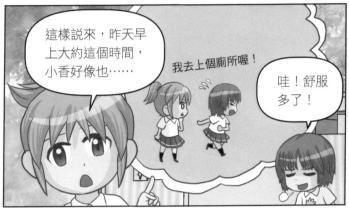

這樣說來，昨天早上大約這個時間，小香好像也⋯⋯

我去上個廁所喔！

哇！舒服多了！

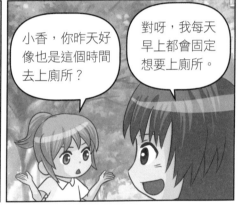

小香，你昨天好像也是這個時間去上廁所？

對呀，我每天早上都會固定想要上廁所。

我也是固定每天早上。

我是一起床就想「嗯嗯」。

咦！大家都有固定的時間？

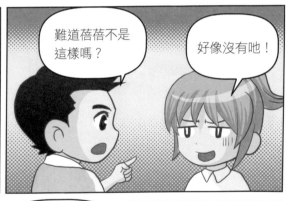

難道蓓蓓不是這樣嗎？

好像沒有耶！

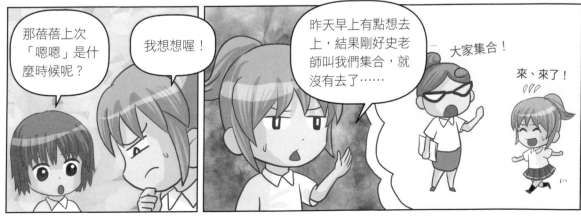

那蓓蓓上次「嗯嗯」是什麼時候呢？

我想想喔！

昨天早上有點想去上，結果剛好史老師叫我們集合，就沒有去了⋯⋯

大家集合！

來、來了！

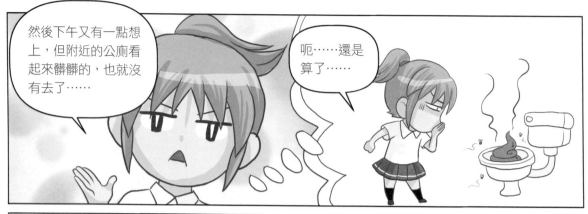

然後下午又有一點想上，但附近的公廁看起來髒髒的，也就沒有去了……

呃……還是算了……

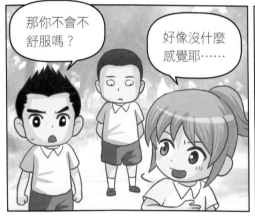

前天好像也沒有……

蓓蓓，難道你……

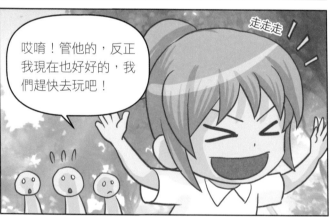

校外教學這三天都沒有上廁所嗎？

好像是吔！

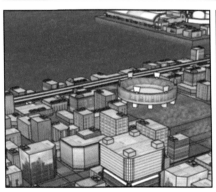

那你不會不舒服嗎？

好像沒什麼感覺耶……

哎唷！管他的，反正我現在也好好的，我們趕快去玩吧！

走走走

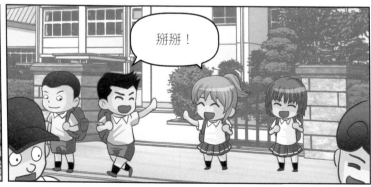

掰掰！

146

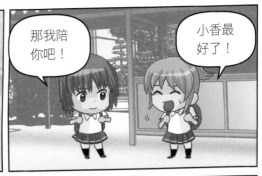蓓蓓，我們回家吧！

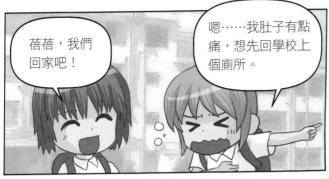嗯⋯⋯我肚子有點痛，想先回學校上個廁所。

那我陪你吧！

小香最好了！

嗯～嗯～

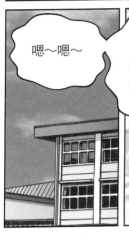

怎麼上不出來⋯⋯再用力一點⋯⋯試試看⋯⋯

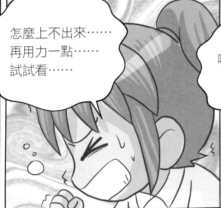

嗯⋯⋯喔⋯⋯

屁股好痛喔⋯⋯

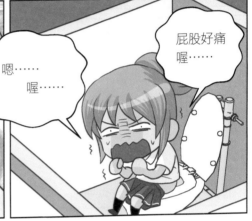

感覺沒上乾淨⋯⋯但是好像上不太出來了⋯⋯那今天先這樣好了。

超累⋯⋯

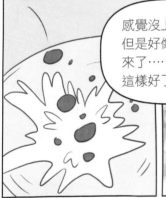

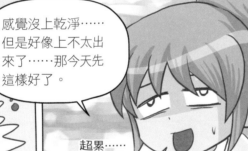

咦？

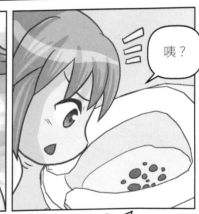

奇怪，怎麼一顆一顆的？

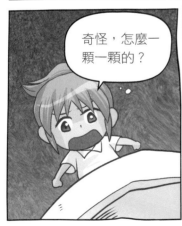

以前都是一條一條的呀！

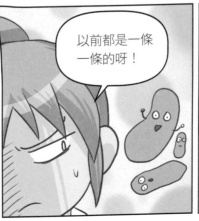

唔⋯⋯嗯⋯⋯

！！

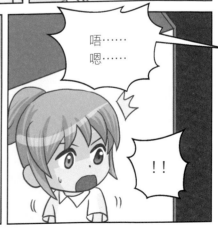

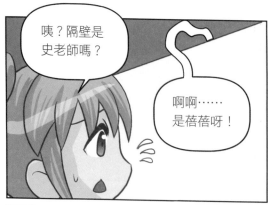

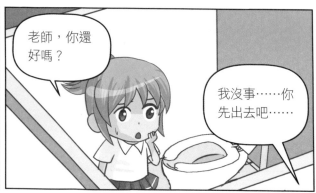

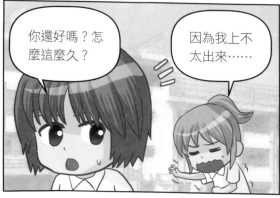

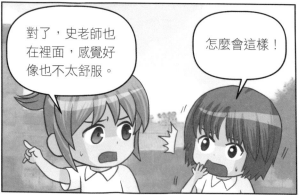

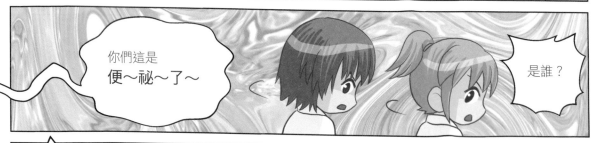

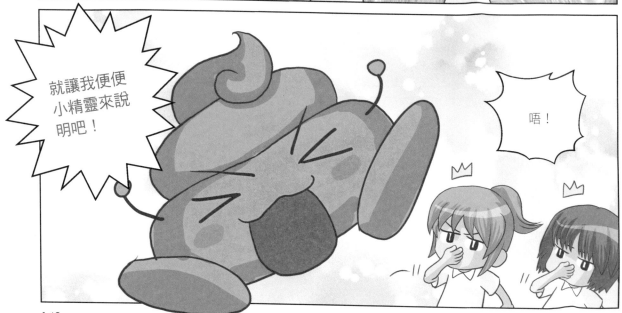

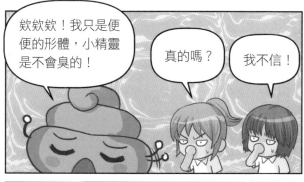

欸欸欸！我只是便便的形體，小精靈是不會臭的！

真的嗎？

我不信！

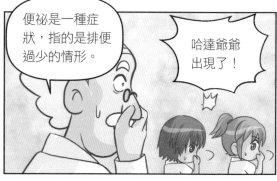

便祕是一種症狀，指的是排便過少的情形。

哈達爺爺出現了！

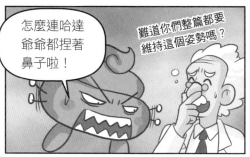

怎麼連哈達爺爺都捏著鼻子啦！

難道你們整篇都要維持這個姿勢嗎？

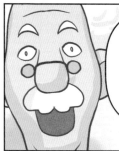

正常來說，排便的頻率約在每天三次到每週三次之間。

也就是至少兩天要「嗯嗯」一次。

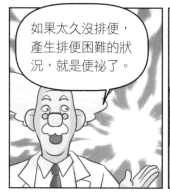

如果太久沒排便，產生排便困難的狀況，就是便祕了。

如果一直沒上廁所，不是會很想上嗎？為什麼反而會排便困難呢？

這和我們的大腸功能有關。

先來認識一下我們的大腸吧！

大腸的工作

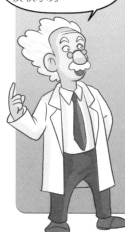

食物的營養由小腸吸收，其他殘渣會進入大腸，由大腸吸收水分。

大腸蠕動將殘渣往前推，並吸收殘渣內水分。

小腸吸收營養後，剩下的殘渣進入大腸。

水分被吸收後的殘渣就是便便，會堆積在大腸末端。

盲腸

闌尾

糞便到了直腸，引起便意，由肛門排出。

大部分的水分已經被吸收了，形成固態的糞便。等大腦放出指令，就可送往直腸。

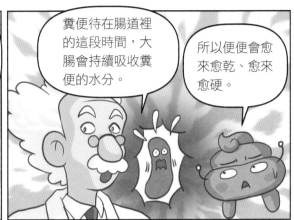

食物從吃進肚子裡到變成糞便，大約會花費半天到一天的時間。

如果沒有每天把它排掉，就會在腸道裡逐漸累積。

糞便待在腸道裡的這段時間，大腸會持續吸收糞便的水分。

所以便便會愈來愈乾、愈來愈硬。

於是要排出來的時候，會特別困難。

好不容易排出來了，也會像石頭一樣一顆一顆硬硬的。

我剛剛就是這樣！

糞便的形狀依據水分的多寡，可以分成這七種。

怎麼沒有小精靈這種形狀？

呵呵開玩笑的

其實我是冰淇淋啦！

好噁心～

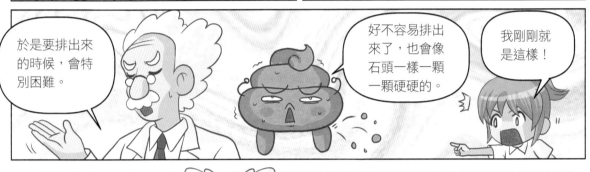

便祕（水分少）

正常

腹瀉（水分多）

第一型：		一顆一顆的硬球。
第二型：		香腸狀，表面明顯凹凸不平。
第三型：		香腸狀，但表面有裂痕。
第四型：		像香腸或蛇一樣，表面光滑。
第五型：		邊緣不完整，柔軟的塊狀。
第六型：		外型粗糙蓬鬆，接近糊狀。
第七型：		如液體般沒有固定形狀。

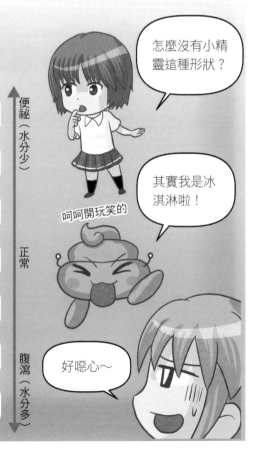

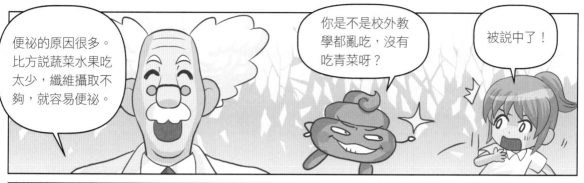

便祕的原因很多。比方說蔬菜水果吃太少，纖維攝取不夠，就容易便祕。

你是不是校外教學都亂吃，沒有吃青菜呀？

被說中了！

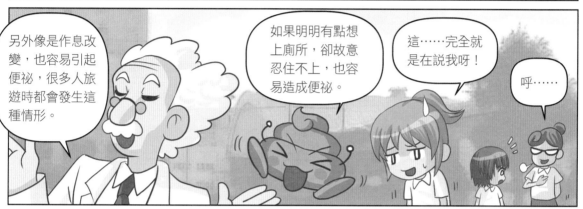

另外像是作息改變，也容易引起便祕，很多人旅遊時都會發生這種情形。

如果明明有點想上廁所，卻故意忍住不上，也容易造成便祕。

這……完全就是在說我呀！

呼……

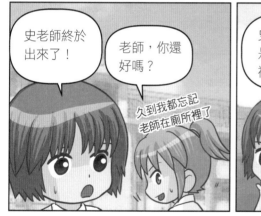

史老師終於出來了！

老師，你還好嗎？

久到我都忘記老師在廁所裡了

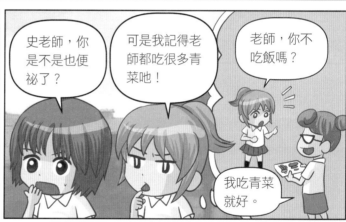

史老師，你是不是也便祕了？

可是我記得老師都吃很多青菜吔！

老師，你不吃飯嗎？

我吃青菜就好。

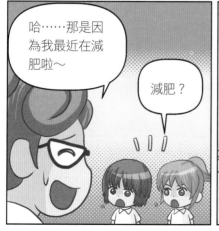

哈……那是因為我最近在減肥啦～

減肥？

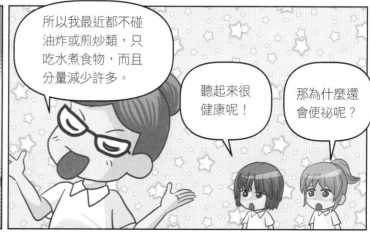

所以我最近都不碰油炸或煎炒類，只吃水煮食物，而且分量減少許多。

聽起來很健康呢！

那為什麼還會便祕呢？

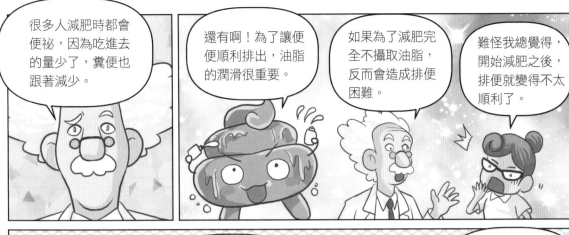

很多人減肥時都會便祕，因為吃進去的量少了，糞便也跟著減少。

還有啊！為了讓便便順利排出，油脂的潤滑很重要。

如果為了減肥完全不攝取油脂，反而會造成排便困難。

難怪我總覺得，開始減肥之後，排便就變得不太順利了。

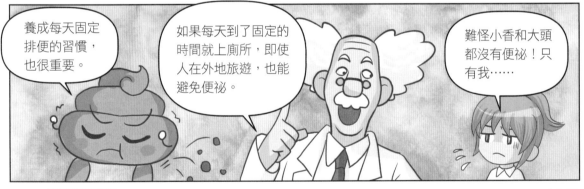

那要怎麼避免便祕呢？

除了均衡的飲食之外，多吃含有益生菌的優酪乳等，也能促進腸胃蠕動。

多運動也可以促進腸胃蠕動喔！

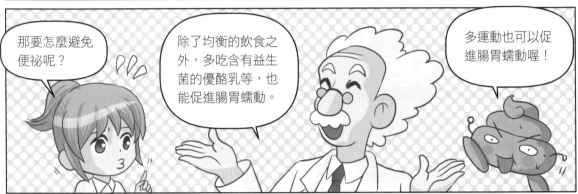

養成每天固定排便的習慣，也很重要。

如果每天到了固定的時間就上廁所，即使人在外地旅遊，也能避免便祕。

難怪小香和大頭都沒有便祕！只有我……

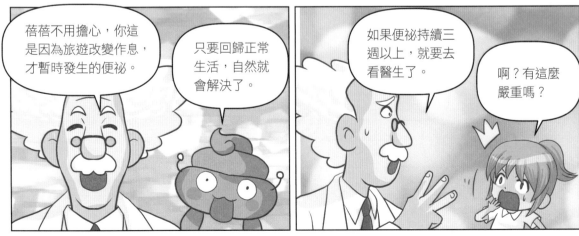

蓓蓓不用擔心，你這是因為旅遊改變作息，才暫時發生的便祕。

只要回歸正常生活，自然就會解決了。

如果便祕持續三週以上，就要去看醫生了。

啊？有這麼嚴重嗎？

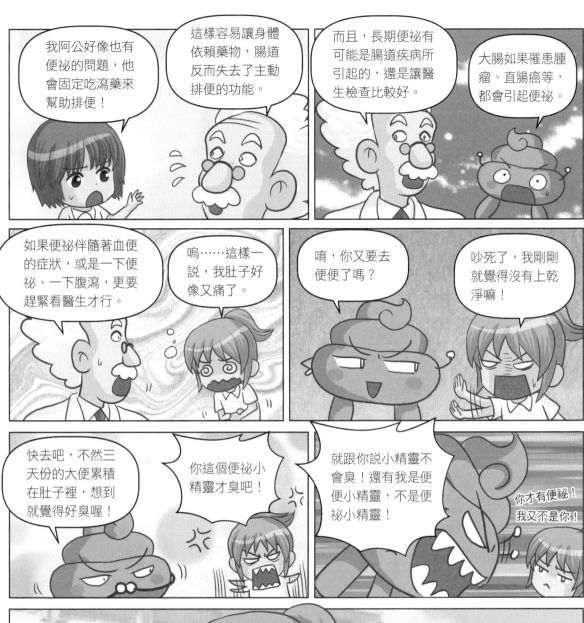

我阿公好像也有便祕的問題，他會固定吃瀉藥來幫助排便！

這樣容易讓身體依賴藥物，腸道反而失去了主動排便的功能。

而且，長期便祕有可能是腸道疾病所引起的，還是讓醫生檢查比較好。

大腸如果罹患腫瘤、直腸癌等，都會引起便祕。

如果便祕伴隨著血便的症狀，或是一下便祕、一下腹瀉，更要趕緊看醫生才行。

嗚……這樣一說，我肚子好像又痛了。

唥，你又要去便便了嗎？

吵死了，我剛剛就覺得沒有上乾淨嘛！

快去吧，不然三天份的大便累積在肚子裡，想到就覺得好臭喔！

你這個便祕小精靈才臭吧！

就跟你說小精靈不會臭！還有我是便便小精靈，不是便祕小精靈！

你才有便祕！我又不是你！

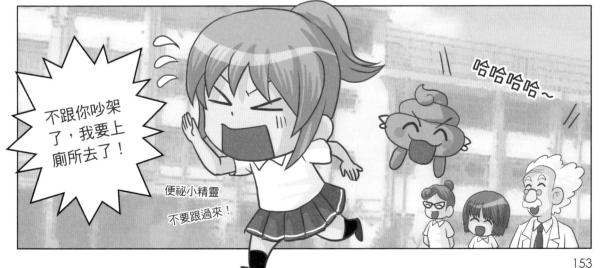

不跟你吵架了，我要上廁所去了！

便祕小精靈不要跟過來！

哈哈哈哈～

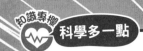

「屎」至名歸

上完廁所沖水前，你會觀察自己的便便嗎？剛剛排出來的大便是什麼形狀？是一顆一顆的、一條一條的，還是拉肚子了？除了粒狀、條狀和糊狀，你知道世界上還有方塊狀的糞便嗎？排泄物呈這種形狀的動物是澳洲特有的草食性有袋類動物，叫做「袋熊」。

成年的袋熊體長約一公尺，體重 20 至 35 公斤，從胃、小腸到大腸的消化道有六至九公尺長，每天會排放 80 至 100 塊方塊形的糞便。奇怪的是，袋熊的肛門跟一般動物一樣，是圓形而不是方形的。此外，袋熊的腸子也不是方方正正的，那麼方塊形的大便是怎麼塑造出來的？

來自臺灣的楊佩良和臺裔美籍科學家胡立德，與澳洲袋熊專家合作，結合生物學和物理力學兩種領域的專業，解開了這個謎題。

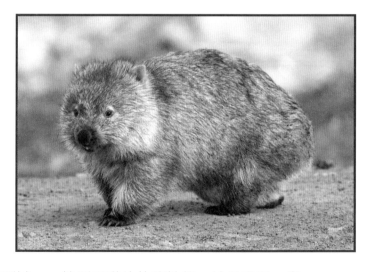

研究團隊解剖袋熊的屍體、在顯微鏡下測量腸道組織的厚度，並針對腸道組織進行「拉伸測試」，檢測腸道的伸縮性能，結果發現，糞便是到了腸道末端才變成方形的，主要是由於袋熊的腸道收縮力道不均勻所造成。

以豬來說，糞便在腸道中受到四面八方收縮力道一致的推擠，於是被擠成圓柱狀。而袋熊的腸道肌肉有些區域比較薄，有些比較厚；薄的區域容易被撐開、變形，厚的區域比較剛硬，收縮力強，不容易變形。

從橫切面來看，腸道是由厚薄穿插的肌肉相接組成的環狀結構。腸道蠕動將糞便推向肛門時，厚薄不同的區域會有不同的收縮力道，腸道剛硬的區域把糞便推壓成平面，因此塑造出方方正正的形狀。

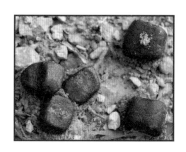

便便溝通術

　　至於袋熊為什麼要排出方塊狀的大便，科學家認為，糞便是袋熊與同類或其他動物溝通、交流的工具，牠們習慣將糞便堆放在石頭、木頭等突出地面的地方來標示領域。方形的糞便不像球形的那麼容易滾動，而且方塊狀的表面積比球形的來得大，有利於氣味散發，因而演化出這種特殊造型的便便。

　　研究團隊因這項研究獲頒 2019 年「搞笑諾貝爾物理學獎」。搞笑諾貝爾獎設立的目的是：讚頌獨特、表揚創意，並激發大眾對科學、醫學及科技的興趣——他們獲獎真是「屎」至名歸！

屎尿學問大

楊佩良及胡立德兩位科學家並不是第一次獲得搞笑諾貝爾獎，他們早在 2015 年就得過一次獎，當年獲獎的研究主題是：哺乳動物的尿尿時間約為 21 秒。楊佩良量測各種動物尿尿的時間，發現從大象到貓、狗，無論體型大小，尿尿的時間差不多都是 21 秒。下次上廁所時，可別急著沖掉你的排泄物，尿尿和便便除了蘊含氣味，也藏著許多學問呢！

好聰明漫畫醫學：原來身體這樣運作！

編劇／謝宜珊、許雅筑、郭雅欣
漫畫／曾建華

知識專欄／張容瑱

出版六部總編輯／陳雅茜
資深編輯／盧心潔
美術設計／趙璦

圖片來源／ p18、31、40、50、51、62、63、73、84、85、97 © Shutterstock；p30、50（最下圖）、72、106、130、131、154 © Wikimedia Commons；p51（最下圖）、142 © Pixabay；p107 © openclipart；p118 © Wellcome Collection gallery；p119 © ACS Central Science 2020；p155 © Flickr/Didi

發行人／王榮文
出版發行／遠流出版事業股份有限公司
　　　　　地址：臺北市中山北路一段 11 號 13 樓
　　　　　電話：02-2571-0297　傳真：02-2571-0197　郵撥：0189456-1
　　　　　遠流博識網：www.ylib.com　電子信箱：ylib@ylib.com
著作權顧問／蕭雄淋律師

ISBN 978-957-32-8996-8
2021 年 5 月 1 日初版
版權所有・翻印必究
定價・新臺幣 320 元

漫畫醫學：原來身體這樣運作！／
謝宜珊、許雅筑、張容瑱等著；曾建華
繪 . -- 初版 . -- 臺北市：遠流出版事業
股份有限公司, 2021.05
　面；公分
ISBN 978-957-32-8996-8（平裝）
1. 家庭醫學 2. 保健常識
410.46　　　　　　　　110003070

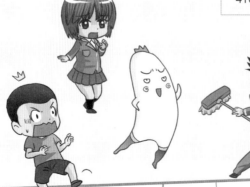
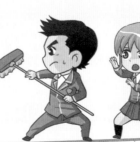